A Beginner's Guide to
Master Reflection on Lifetime Journey:
Chinese Blessing of
Living and Ageing Well

U0031466

好活與安老

從病人自主權到安寧緩和，
「全人善終」完全指南。

蔡宏斌 Hung-Bin Tsai —— 著

目錄　CONTENTS

如何使用本書

人，從誕生的那一刻起，就注定逐步邁向死亡的命運。所以「死亡」不該是禁忌的話語，也非詛咒的代名詞。唯有認真的面對死亡，正向思考，才能讓有限的生命譜出最燦爛、有意義的完美篇章。

或許有不少人認為，反正家人一定知道自己的想法，如果有個萬一、如果失去意識，須由別人為你做決定時，必定能朝自己所希望的方向進行。然而事實上，有半數以上的至親，根本不了解你對於臨終治療的期望是什麼，對於善終的定義又是什麼。

只要我們能在生前好好規劃跟整理屬於自己的「人生完美謝幕篇」，就能在「意外事故」發生時，或是在度過人生最後階段時，過得順心如意，也能讓家人在面對喪親之痛時，不至於為了籌備後事，或是擔心安排是否符合往生者意願而不知所措。在死亡面前，每個人都有選擇自己喜愛的「善終」方式和演出「完美謝幕」的權利。

然而，要怎麼規劃自己的人生謝幕篇，或是該如何跟長輩或是重症病人溝通、確認他們的心意呢？筆者試著整理自己多年來的臨床實務經驗，拋磚引玉地提出一些問

題、想法跟建議，希望能跟你一起思考，怎樣才是告別人生最好的選擇，也希望本書能協助你或你的親友，譜下屬於自己最幸福、美好的休止符。

本書由五個章節所構成，第一章將 2019 年 1 月開始施行的《病人自主權利法》（以下簡稱為《病主法》）內容，以 Q&A 的方式呈現，解答大家在面對預立醫療照護諮商和簽署預立醫療決定時的疑惑，並列舉目前衛福部最新公告適用於《病主法》條件的 11 種疾病，讓讀者可以參考撤除維生醫療的相關規定。

第二章提出我們如何面對生死來預做準備，包含如何面對自己，面對家人和面對這個世界的三個層次，主要是希望大家可以積極、正向的去面對「人生無不散的筵席」這個事實，進而能夠有充裕的時間去思索自己真正的心願，或是去溝通、了解家人心中真正的想望。

第三章則詳細介紹國內安寧緩和療護的制度，也整理《民法》、《保險法》等相關資料，包括遺產和遺物的分配等，希望能夠幫助你做好生前整理與規劃。大家可以善用第三節的「好活與安老筆記本」內容，來做完整的人生交代，不留下遺憾。

第四章介紹臨終時的處置、與器官捐贈和大體捐贈的

相關內容，最近在器官捐贈方面，除了傳統的腦死判定以外，也多了心臟死亡後捐贈的項目，我們以案例的方式讓大家了解如何進行相關的程序，圓滿捐贈者的心願。此外，也介紹目前國內安息的選擇，包含環保自然葬與線上追思的相關規定，創造不以死害生的文化，讓生死兩相安。

第五章透過臨床現場觀察，將如何與生命末期病人及家屬溝通，撤除維生醫療的兩難抉擇、醫病共享決策的甘苦，與對於家屬的哀傷撫慰，以案例的方式娓娓道來，讓大家參考在不同的情境之下，如何達成醫病家屬三方的共識，最後得到一個圓滿的善終目標。

其中，也提供一個生命末期腎臟病人的照顧案例，並以臨床指引的方式讓讀者了解目前的臨床處理原則。這裡必須說明，每一個病人的生命旅程都是獨立的存在，本書內容無法取代照護人員基於病人利益的最佳判斷，照護人員與病人家屬都應依據個別病患的臨床特徵、客觀環境因素及其他外在條件，來採行對病人最適合的治療模式。

本書雖是指引手冊，但沒有絕對的閱讀順序，也沒有唯一的標準答案，你可以依照自己的需求，翻閱想要了解的章節進行閱讀，並依照自己的喜好，安排專屬於你的人生完美謝幕，讓自己與家人都能好活與安老。

推薦序

人生終點前，好活與安老的實用指南

陳建仁（副總統）

　　《好活與安老》是蔡宏斌醫師繼《好命到終老》之後的最新傑作，本書從「病人自主權」到「安寧緩和」，詳細說明「全人善終」的指南！在書中，蔡醫師回答了「病人自主權」相關的七個重要問題。這是一本健康照護者、病人及家屬、甚至是健康人，都值得閱讀的一本好書！

　　所有在世的生命，都是有生也有死！人生的旅途終點，讓我們更加珍惜「活在當下」的每一時、每一刻，也更加疼愛和我們相遇互動的每一個人！企盼所有的讀者，能夠藉由這本好指引，大力推廣社區安寧療護的理念，讓每個人活得自在、死得尊嚴、在地落葉歸根、好命到終老！讓每個人在生命的末期，都能得到「五全四道」的圓滿：除了「全人、全家、全程、全隊、全社區」的善終照顧，也能完滿地和親友們「道愛、道謝、道歉、道別」！

　　台大醫學院謝博生名譽教授是國內第一位捐出大體的醫學院院長，他以身教來做示範，告訴我們生命終止是每個人必經的自然事件，也構成天地萬物的循環永續。思考生命盡頭的意義與價值，會扭轉我們對世界的看法，也讓

我們更能夠「和自己和好、和別人和好、和大自然和好」！也更能夠跨越畏懼死亡的障礙，消弭生死之間的界線，進入與大自然合一的永恆！唯有如此，我們才能夠掌握生命的每一階段，以平安喜樂的心情，體驗生命的美好與永恆的愛！

　　在本書中，蔡宏斌醫師依據多年的臨床實務經驗，提供了有關預立醫療照護諮商、保險信託與意定監護制度的介紹，以及如何在平時活得幸福，抵達生命終點時死得尊嚴，達成從人生舞台完美退場的心願。這是一本非常實用的人生指引，有助於引發讀者思索生命的意義，擴充生命的心靈層面，獲得一種「好活與安老」的體會，坦然面對生命的終止。

　　讀者們如能透過本書及早為人生終點做好規劃，將能讓自己的生命重新滋生出深刻的感恩和寬闊的胸懷，帶來新的生命動力和精神的重生，讓自己的人生過得更充實愉悅、豐富圓滿。

推薦序

推廣生命教育，促進生命識能

邱泰源（立法委員、醫師公會全國聯合會理事長）

　　泰源開始投身安寧療護服務教學與研究，一直秉持著無法忍受末期病人苦痛的情懷，轉眼已過二十多春秋，團隊成員配合政府及各團體奮鬥多年，已有國際級成就。以經濟學人智庫公布的「2015 死亡質量指數調查」（Quality of Death Index）評估，臺灣臨終關懷照護的品質排名世界第六，也是亞洲之冠，許多國家醫事人員都慕名前來，菲律賓、印尼等南向國家也都有醫事人員至臺大醫院學習。

　　目前台灣快速步入超高齡社會，65 至 80 歲約有 400 萬人，未來 15 年內將有 500 萬人走向生命終點，因此，以立法的角度來說，善終課題是應該受到保障的人民基本權利之一。由於國家投入安寧照護的資源相對少，因此參與的醫護及團隊人員都是吃苦耐勞。我呼籲，未來應提供合理的健保給付及研究資源，在教學上也更努力奠定醫學院學生關懷病人素養，才能達到醫療的目標：To cure, occasionally、To relieve, often、To comfort, always（編註：意即醫者只能治好少部分的疾病，時常要緩解病人的痛苦，但永遠要撫慰病人的身心靈）。

　　蔡醫師從腎臟科醫師的腎臟保健、常規透析，多年來接觸到急重症醫療，如葉克膜病人的重症透析，在最近國家政策支持醫療垂直整合計畫，參與關心社區與居家安寧療護，這一路以來秉持醫者的初心，貢獻一己奈米良能而不以為苦，將多年研究結果化為工具書，書裡談到《病人自主權利法》的 7 個必須知道 Q&A、如何告別說再見、對器官捐贈、大體捐贈、如何處理身後事等都有系統性的說明。在最後一章的醫病現場中，如何促進多方溝通，如已經插管的病人若意識清醒，可用筆談來做最後的生命決策討論，這些都是寶貴的第一手經驗分享。

　　我記得，當初教導年輕醫師如何開啟生命末期談話時，要善用同理心傾聽，多了解病人的生活習慣及價值觀，這些細膩的溝通過程，要引導病人把心中想法講出來，甚至將負面情緒抒發後，大家可以正向的共同面對未來課題。

　　在這本書中可以藉由多種當代醫病溝通練習指引，因應社會變遷的不同價值互相交流，我們也要在生命教育上多多推廣，促進國人的生命識能，知死猶生，虛心學習，落實好活與安老的理念！

推薦序

「好活與安老」，讓我重新思考生命的意義

郭瑞祥（台大商研所教授）

中國人常受儒家思想「未知生，焉知死」影響，自古以來對於死亡這件事經常避諱不談。但是，隨著醫學以及生活品質的提升，現代人壽命得以延長，在此同時，我們對於死亡的觀念，仍然沒有與時俱進。大部分的人都希望自己或親人壽命越長越好，等真正面對死亡延續掙扎時，才知道這當中所面臨到的抉擇以及所受到的苦難，是如此巨大。

因此，我們讀到宏斌所撰寫的這本書，提供了我們一個新的思維，讓我們更了解，不管是自己或者親人，在面對死亡的時候，應該有一個「好活與安老」的正確觀念。

生命必定有所結束，但是如何善終，如何讓自己好活與安老，是我們現代人應該要開始學習的觀念。這本書是宏斌繼上一本《好命到終老》（2014 年）出版後，再次將六年來第一手心得感想，包含發表在安寧緩和與療護相關領域的著作，和博士論文加以改寫，他提供未來醫院整合醫學制度，在醫病溝通的輔助成為一個很好的教材，讓醫護團隊和大眾都能夠了解病人自主權的精神，並且討論預

立醫療照護諮商和撤除維生醫療的實務。

這本書不只是一本工具書，更是一本啟發觀念的書。從第一章討論到《病人自主權利法》，讓我們能夠了解最新衛福部的公告，也可以參考撤除維生醫療相關規定。第二章提出我們如何面對生死來預做準備，面對自己、面對家人和面對世界的三個層次。第三章詳述國內安寧緩和療護的制度，也整理《民法》、《保險法》等相關資料。第四章介紹臨終時的處置與器官捐贈和大體捐贈的相關內容。第五章則透過臨床現場觀察，將如何與生命末期病人與家屬溝通，撤除維生醫療的兩難抉擇，醫病共享決策的甘苦，與對家屬的哀傷撫慰，以案例的方式娓娓道來。

看完這本書，自己非常有感觸，因為家中有過長久臥病在床的家人，不僅耗費龐大的資源，對病人與家人亦造成極大的生理與心理的折磨。面對這些困境，我們經常是按照直覺，能夠醫到最後一刻，就盡量醫到最後一刻。藉由這本書，讓我們重新審視生命，我們如何來面對死亡？如何善終？如何思考生命的意義？希望大家藉由這本書得到更多的啟示。感謝宏斌撰寫這本書，將他所學用淺顯的字眼，提供給所有讀者，相信對我們都會有極大幫助。

勇敢面對，預約美好的生命終點

楊玉欣（《病人自主權利法》立法者、病人自主研究中心執行長）
孫效智（《病人自主權利法》起草者、台灣大學生命教育研發育成中心主任）

　　19 歲那年，我被確診罹患罕見疾病「三好氏肌肉萎縮症」，無藥可醫，最終將癱瘓失能，這是我第一次意識到我生病了。漸漸的，我體會到做為一個病人，日復一日面對日常基本瑣碎的種種需求無法自理的失落，還要年邁的父母幫忙穿衣、如廁、添飯、喝水……內心的苦楚悲傷，有口難言。對父母而言，青天霹靂也無法形容疾病對他們的打擊和傷害。

　　「我為什麼要一直這樣活下去？」不只是病人內心的掙扎，也是家屬無語問蒼天的吶喊，縈繞在每一個求助和孤獨的真實中。即使漫漫長路孤寂難熬，在大部分的時刻，多數病人和家屬都想抓住那一線生機，鍥而不捨的求醫……直到什麼時候，病人和家屬才會轉而選擇放手期待善終呢？

　　漫長的疾病旅程，讓死亡課題成為重症病人的必修課，怎麼死去，已經在腦海想過千百回，只盼望在磨難一生的尾端，能有個平靜尊嚴的終點，沒想到，竟然跟活下

去一樣困難。

　　如何讓病人尊嚴的活著以及尊嚴的善終，是我擔任立委時的核心理念，因此，讓病人在醫療過程中成為主體，擁有優先知道自己病情的權利，讓全民預先做好自己想要的醫療決定，保障病人的意願獲得貫徹，讓家屬有適當的機會聽到病人的心聲，進而支持病人的決定，讓醫護夥伴能夠安心尊重病人的決定，平安執業領會行善倫理，讓醫療資源用於更有益的地方……種種翻轉困境的思維與願望，由外子孫效智教授起草，在許多專家的共同努力下，2019 年 1 月 6 日亞洲第一部《病人自主權利法》誕生，宏斌醫師正是其中一員。

　　《病主法》施行以來，受限於文化，忌諱談死也害怕談死，善終醫療決定的制度依然不容易被認識，宏斌醫師的這本《好活與安老》提供了一趟很棒的自學旅程。他多年來耕耘於安寧緩和療護領域，深入淺出的將相關醫療資訊轉化成大眾容易閱讀的文字與圖表，幫助讀者認識《病主法》，並提供離世前的準備指引、引導如何實際演練緩和療護的溝通，豐富而實用，對讀者來說，是一套完整的善終指南；我做為病患、家屬與制度制定者，深深感謝與敬佩。

　　最後期待藉著這本書，幫助每一位讀者更勇敢的為自己和所愛的人積極思考生死意義與醫療決定，為生命預約美好的終點。

推薦序

重視善終，是醫者落實病人安全與提升醫療品質的使命

盛望徽（台大醫院內科部整合醫學科主任）

　　蔡宏斌醫師服務於台大醫院整合醫學科已10年，平時接觸許多疾病狀況嚴重複雜，且有跨科需求的生命末期病患，他曾跟我提及近年來醫療環境生態改變，年輕一代醫師投入醫美者眾，留下來的第一線急重症科別同仁的壓力更大，生怕在時間有限、醫病溝通不良的情況下引起更多的紛爭。因此，他投入醫院整合醫學制度，研發生命末期腎臟病人的緩和療護模式，改良家庭會議之醫病決策流程，傾聽病人和家屬的心聲。

　　在此同時，整個照顧團隊努力落實臨床警訊系統（CAS），直接減少病房不預期急救的個案數，並倡導正向通報的文化，進一步利用相關的品管工具及手法，比如PDCA及風險管控，來分析問題並做好流程再造，最後並將標準化的作業方式明文化，讓人人皆有遵循的依據。

　　在這個團隊中，人人都是品質改善的主角，透過團隊每個人發自內心的使命感，藉由跨單位的協調與合作，改善流程，輔以實證為基礎的科學化管理，真正落實「以病人為中心」的理念，促進病人住院的安全，也間接減少了

潛在醫療糾紛的發生。

　　台大整合醫學團隊在 2019 年 12 月成立整合醫學教學示範中心，繼續精進於本土醫病互動模式的高擬真醫學教育，以及將預立醫療照護諮商與遠距醫療相結合。健保在過去八年已給付緩和醫療家庭諮詢費用，但要如何把重視善終的照護模式，由癌末病人擴大到非癌安寧領域，這是台灣各家醫院都在摸索的課題，尤其對於年輕醫師來講，要投入一輩子的熱情來學習的不只是最新的醫療技術，還要能夠全觀的了解病人的善終需求，這是老師們要以身作則來指導的。

　　本書的內容能提供臨終病人及家屬預先準備的依據，也讓醫界同仁熟悉病人自主權的觀念，讓善終成為每個病人臨終時都能得到的福氣。

推薦序

如果想要善終，就把主控權掌握在自己手裡

黃勝堅（台北市聯合醫院總院長）

　　大多數人都不喜歡談論死亡，視之為禁忌，避之唯恐不及。偏偏生、老、病、死都是生命的一部分，死亡是一定要面對的問題，也不會你刻意躲避之後，「他」就不會出現了。人家說「死亡」是老天爺在決定的，但是時間降臨時是可以依照我們個人的計畫。

　　有人說死亡的議題交給醫師去處裡就好，其實目前台灣醫病關係的緊張，死亡議題常常牽扯醫療爭議，反而使得醫病雙方都不敢坦然面對死亡議題。

　　再者，醫界常被詬病的醫病溝通不良，或者是醫療訊息不清楚、不正確、不對等，常導致生命末期決策的不適切，而執行一連串的無效醫療，以致病人無法善終。因此，如果想要能夠善終，那就把主控權掌握在自己手裡。

　　影響善終的因素，除了醫療團隊之外，還有親朋好友。親人的不捨、家庭原有的恩怨情仇，都有可能讓病人沒有善終的機會，更糟糕的是，活人原有的衝突卻更嚴重，這絕對不是往生者所樂意見到的。

　　因此如何能夠掌握全局，並且在一開始就能清楚的與

親人溝通、了解病情、治療計畫、可能的預後以及醫療的極限，讓親人充分明白自己對死亡的看法，請醫療團隊尊重病人自主，都是善終必要的條件。

本人在此推薦《好活與安老》這本書給讀者，因為本書淺顯易懂，它能清楚的引導你面對死亡議題、表達個人對死亡相關議題的喜好、與親人溝通做出好的決策、遺產遺物的處理，以及瀕死前後應該注意的事項。

一般台灣風俗或醫療常規，往往是形式上留一口氣回家，其實那並不是病人要的壽終正寢。因此，如果能夠死在自己最喜歡的地方是善終的一部分，在死亡地點的選擇上，如果是希望在宅往生的話，那就必須有相關配套措施。如何讓病人與家屬在家裡最後的一星期，無論在身、心、靈、社會的照顧都能面面俱到，本書也能提供正確的思考方向。如此，在病人、家人、醫療團隊都有共識之下，自然保證善終。

推薦序

終點讚！留給自己和所愛的人一個不留遺憾的禮物

巫慧燕（施羅德證券投信董事長）

　　24 年前，父親在家裡，在母親和子女們口誦阿彌陀佛經聲中，嚥下最後一口氣。父親得知肺癌末期到辭世只有短短的三個月，我們選擇安寧在家照顧，讓父親在自家熟悉的環境，減少疼痛的方式，有尊嚴的和我們告別。

　　但我必須誠實的說，那時三十出頭的我，面對至親的生死是惶恐不安的，我像鴕鳥般將自己埋在繁忙的工作上，不願意去接受父親已不久於世的事實，不敢和他告別，說出我有多愛他。

　　隨著年齡漸長，受到既醫「生」又護「死」的陳榮基、黃勝堅和蔡宏斌等醫師的感召和教導，我當了蓮花基金會和燃點平台終點讚的長期贊助者和志工，推動臨終安寧照顧和病人自主醫囑，沒能及時向父親道愛和道謝的陰影，也成了我學習生命識能的動力。

　　我知道一個人面對生命的態度、健康識能（Health Literacy）與死亡識能（Death Literacy）和我長期工作所推廣的理財識能（Financial Literacy）一樣重要。我告訴自己，我要陪著母親慢慢變老，我們一起做告別練習、列出人生清單和願望清單，一一圓夢。2019 年《病人自主

權利法》施行，我和媽媽一起接受醫療照護諮商團隊的諮商、簽署了預立醫療決定。我也立了遺囑、做了保險長照規劃、信託安排，請律師和會計師做專業的諮商。

蔡宏斌醫師是我非常敬佩的全人醫療醫師，他擁有扎實的醫療專業、文學素養和溫柔及慈悲的心。從事安寧緩和療護的工作十多年，幫助病人鎮守鬼門關前，以尊重病人的醫學藝術，讓「善終」在過度醫療的今日變成可能選項。

尤其難能可貴的是，他在百忙之中，持續在台灣大學EMBA 進修，增進其財經和管理知識，甚至撰寫此《好活與安老》的「全人善終」的完全指南，以其豐富的臨床現場觀察，以案例方式，有系統、有條理的從醫療專業、法律及人性面上傳授大眾安寧緩和、病人自主權、醫病家屬有效溝通的臨床經驗及如何從容的預約「善終」。

這本書不只適合普羅大眾閱讀及屬行，也是醫療從業人員參考的寶典。台灣變老了，而且老得非常快，預估到2026 年台灣就會進入超高齡社會，65 歲的人口將超過全人口的 20％。台灣人民很幸福，擁有專業又任勞任怨的醫療資源及令全世界都羨慕的全民健保制度照顧著每一個人。但是人生很無常，面對死亡是我們每一個人不分年齡的必考題，且每個人只有一次機會，無法重考。唯有從容準備、預約善終，才能讓生活有品質，死亡有尊嚴，留給自己及所愛的人一個不留遺憾的禮物。

推薦序

「全人善終」的好活安老指引

林裕峯（台大醫院 7D 整合醫療照護病房主任）

　　死亡，是人生無法避免的生命課題。過去，我們的文化，對於死亡，更多的是避而不談，導致對於善終的相關議題多了一層恐懼。不可諱言的，恐懼常來自於未知。如何正視善終，緩解大眾對於善終議題的畏懼，需要的正是一本導引手冊。

　　在引頸期盼之下，這本書終於誕生了。承襲之前出版之《好命到終老》，蔡醫師在《好活與安老》工作手冊中加入更多元素，這一本指引手冊，是一本善終指引的實用工作書。

　　全書由五個章節組成，清楚勾勒出人生最後一段路所需要的種種心態及後事之準備，並更明確的交代了善終準備「如何去做」、「該如何做」，以及「為什麼這麼做」。也分享了過去蔡醫師實際參與的臨床現場觀察，透過醫病共享決策，提出了溝通的框架，教導社會大眾及醫療從業人員有關理性溝通的重要性，達到一個圓滿的善終目標。這本書，不僅是寫給社會大眾，更是寫給醫療從業人員很重要的參考資料。

　　本書作者蔡宏斌醫師，現於台大醫院整合醫學科擔任主治醫師，於全國長年推動「醫病共享決策──全人善終」，不遺餘力，目前更於本單位之「整合醫學教學示範中心」負責最重要的「緩和醫療工作坊」，除了是醫學生票選的最佳課程之一，更是國內外相關學府取經的對象。儘管如此，蔡醫師的學術及觀念仍然持續與時俱進，年年出國參與相關國際會議或是工作坊，學習新知。蔡醫師平日照顧病患的同時，有感於台灣民眾對於死亡及善終議題的陌生以及無助，所以將平日照顧患者以及幫學生上課的經驗及想法集結在一起，出版成為這本書，以方便國人及醫療從業人員的閱讀及參考。

　　醫療是有極限的，重點是要回歸到以「人」為中心的醫療本質。為了讓國人都能善終，漂亮下台謝幕，個人由衷期待本書適時的出版，能夠提供給國人一個重新反思「善終」及謝幕方式的機會，從中學習道謝、道歉、道愛、道別自己的人生，並帶給國人正確的概念，「拚尊嚴，而不是拚植物人」，學習如何去愛，「因為愛，所以放手」，學習面對死亡，也學習如何放下，讓人生的最後一哩路，走得有尊嚴，沒有遺憾。

各界名人推薦

柯文哲（台北市市長）

世人多會準備升學、就業、結婚、生子等事，卻罕見有人準備死亡。只是不好好準備，死亡一旦發生時，又如何能善終？

蔡宏斌醫師以其多年行醫之經驗，尤其最近數年照顧許多生命末期之病人，想必有所感觸。我在行醫 30 年之後，發覺醫師像是生命花園裡的園丁。園丁不能改變春夏秋冬，只是讓花草在四季之間開得燦爛一些；同樣的，醫師也無法改變生老病死，只是讓人在生老病死之間活得快樂一些、舒服一些而已。這本書以實用為原則，是醫病之間在面對生死課題時，可以參考的有用工具書。

李伯璋（衛生福利部中央健康保險署署長、財團法人器官捐贈移植登錄中心董事長）

印度哲人泰戈爾曾說：「生如夏花之絢爛，死如秋葉之靜美。」每個人在面對生老病死之輪迴，特別是即將不久於人世，是否會如此淡然？台大醫院蔡宏斌醫師出版《好活與安老》一書，以其多年從事安寧療護的臨床實務經驗，透過個案故事帶出醫師的抉擇與病人的心情，進而條理出如何達到理想的「善終」。

書中從《病人自主權利法》說明簽署預立醫療決定與諮商過程，並詳細介紹國內安寧療護的現況，還為讀者設計「好活與安老筆記本」，是一本很好的工具書，值得為大家推薦。

王英偉（衛生福利部國民健康署署長）

人的一生中，每天都必須做不同的抉擇，直到生命的最後，但在生命末期能否有足夠的抉擇能力，沒人有把握，但可以確定的是，台灣通過《病人自主權利法》，讓我們有機會提早做出適合自己的決定。但所有的抉擇，不能偏離了「法理情」。本書作者以《病主法》的立法基礎為開始，再論述到如何進行《病主法》的實務脈絡，其中更以不同案例，呈現出人與人討論生命末期互動的情，是一本對推動《病主法》很有幫助的作品。

王宗曦（新竹市衛生局局長）

西方大文豪尼采說：「最好的人生，須具備兩個要件，要活得精彩，死得其時。」在西方社會以個人主義為重，病人住院時所拿到的病人權利書，就已經包含預立安寧緩和醫療暨維生醫療抉擇意願書，尊重病人善終的心願。

醫療品質的價值觀即是「同理心」的表現。如何真正

落實病患安全及醫療品質的提升，一直是每一家醫院的重要課題，而關鍵在於透過組織體系與制度力量的推動，才能轉化為務實的執行力。

我與蔡醫師認識多年，他在腎病緩和療護領域非常投入，將多年經驗集結成書分享，將重視醫療品質的優質文化深植於日常行醫之中，希望讀者能從中找到保障個人自主善終權利的良方，與醫療團隊諮商互動，這樣才能在面對生命重大問題時，有一個點燃不同方向的思維，實現好活與安老的理念！

陳敏香（台灣酒駕防制社會關懷協會理事長）

我很高興也很榮幸能再為蔡宏斌醫師的《好活與安老》這本書寫推薦心語。

高齡化已成為全球已開發國家必須面對的棘手問題，超高齡社會的到來，社會中有許多失智的族群更加弱勢，好的老人照顧模式應具有支持和療癒效果，既能延遲退化又能促進健康，提升老人心靈層次，我們該如何在長照制度規劃外，對其生命財產有所保護。

蔡宏斌醫師這幾年在台大醫院整合醫學科的臨床經驗，對於緩和醫療家庭會議、共同醫療決策和撤除維生醫療的 SOP 都有描述，讓我們在面對這樣的生死議題時不徬

徨不焦慮，真能好活與安老。

黃尚志（台灣腎臟醫學會理事長、高雄醫學大學醫學系教授）

　　蔡宏斌醫師繼 2014 年出版《好命到終老》後，又即將出版他的第二本書《好活與安老》，這是關於《病人自主權利法》與安寧緩和療護推動實務的工具書，也是他將六年來第一手的心得感想、安寧緩和療護相關領域的著作、與博士論文內容加以改寫而成的巨作。

　　台灣腎臟學界對於腎病病人安寧緩和醫療的推動，始於 2009 年 12 月台灣腎臟醫學會年會，我與蔡醫師規劃的系列演講，而後腎病緩和醫療與安寧療護，便成為學會努力推廣的項目之一，如今加入《病人自主權利法》後更為完備，接下來就看如何更廣泛地破除國人對談論死亡的禁忌，讓安排善終成為生活的一環。

胡文郁（台大醫院護理部主任）

　　猶記台大緩和醫療病房創立之始，我們凝聚了一群「跨域醫療團隊」人員，懷著「關懷（Caring）與悲憫（Compassion）」的初心，投身癌症暨安寧緩和療護領域 30 餘年，不斷的練習與末期病人及家屬進行「同理、有效且人性化」溝通，仍常遭遇家屬或醫師「不願告知末期病情」

而阻礙病人善終的機會。為了提醒醫療人員關注「倫理／法律」議題，主持國健署委辦「癌末病情指引」的編撰逾 10 年，仍深感「病情溝通」著實為一門不簡單的藝術；加上台灣已施行《病人自主權利法》，賦能並尊重「病人的醫療偏好」，透過醫病「共享決策」（Shared Decision Making，簡稱 SDM）落實預立醫療決定（Advance Decision，簡稱 AD）已刻不容緩。

　　欣見共事多年的蔡宏斌醫師能將「生命末期腎臟病人」的照護經驗，編寫成這本工具書，可貴之處在於將安寧緩和療護擴展至非癌症病人，並融合本土情境案例來說明，提供跨域團隊成員練習「預立醫療照護諮商」（Advance Care Planning，簡稱 ACP）之參考，可以減少末期病人臨終受苦，進而善終且生死兩無憾。

蔡兆勳（台灣安寧緩和醫學學會理事長、台大醫院家庭醫學部主任）

　　每個人都知道有一天會死亡，然而面對死亡卻是一生中最大的考驗！尤其是面對死亡過程所產生的恐懼，來自於身體的痛苦、心理情緒反應及放不下等靈性困擾。其實，面對死亡是可以準備的。

　　人生好比一篇文章，前面幾段寫得好，透過最後一段的整理可以讓文章更精彩；即使前面幾段寫得不怎麼樣，

只要在最後一段多加補充，依然會有圓滿的結局。本書從病人自主權的觀念開始，闡明善終準備，再佐以真實的臨床案例，真是一本完整的善終指南！

張睿詒（台大健康政策與管理研究所教授）

宏斌的博士論文是我指導完成的，我們倆一起走過一段不算短且充滿挑戰的歲月，感情其實已經很難分辨是師是友。當初他想要做腎病安寧緩和療護的課題，我就告訴他，如果你要做安寧主題，不用來找我，若是做支持療護的題目，我們可以探討。多年來我們倡議對於生命末期腎臟病人，要提升他們終其一生的生活品質與死亡品質，當生命逐漸走向謝幕階段可以循序漸進，從緩和透析、終止透析，到瀕死期照顧來落實，這樣不會讓社會大眾過度簡化而不安心。我們要讓國人享有尊嚴且從容的人生，這不是一件容易做到的事。我常聽宏斌講他聽到志工師姐給病人的鼓勵：「到醫院來，要把命交給醫師，把心交給菩薩！這樣病才會快好。」希望這本書讓讀者們開卷有益，實踐好活與安老的目標！

吳佳璇（精神科醫師／作家）

我是精神科醫師，也是失智症病人的家屬。一年前，

我發心做一百場失智照護演講，每當我提及極重度失智者適用《病人自主權利法》，聽眾總是眼睛一亮，甚至熱切的討論起來。蔡醫師的新作來得正是時候，立刻列入日後相關演講推薦書單。

陳端容（臺灣大學公衛學院健康行為與社區科學研究所教授暨所長）

　　與蔡醫師的因緣，來自 10 多年前台大醫院的一個整合型計劃。台灣自 1996 年開始針對末期臨終病人的安寧緩和療護進行一連串法律及健保給付制度的改革。最具時代意義的當屬 2019 年 1 月實施的《病人自主權利法》。然而，如何預備病人、醫療團隊和家屬，乃至於整個社會，具有「臨終」相關的照護思維與行動指南，需要更多的社會教育與公眾討論[1]。最近醫界提倡澳洲學者 Noonan 等人於 2016 年提出的「死亡識能」概念[2]，鼓勵社會大眾能獲取、理解及使用「末期和瀕死照護」的相關知識和能力。蔡醫師的這本書正是能提升民眾「死亡識能」的極佳工具書，透過對《病主法》的詳細解說，降低民眾對「善終」決策

註 1：陳端容、吳丕玉 從公衛觀點談病人自主權利法與「死亡識能」的增能，台灣公共衛生雜誌 201904（38：2 期）：111-114。

註 2：Noonan K, Horsfall D, Leonard R, Rosenberg J. Developing death literacy. Progress in Palliative Care 2016; 24:31-5. doi:10.1080/09699260.2015.1103498.。

的恐懼，值得大力推薦。

程劭儀（台大醫學院家庭醫學科副教授／主治醫師、台灣大學保健中心主任）

　　認識宏斌好一陣子了！兩年前擔任他博士論文的口試委員，非常佩服他在末期腎臟病人的用心與貼心；嘗試建立生命末期腎臟病人善終指引，為台灣非癌末期照護樹立標竿典範。台灣的安寧緩和療護，尤其在法令方面，走在亞洲尖端，繼 2000 年推出《安寧緩和醫療條例》後，台灣於 2019 年 1 月 6 日《病人自主權利法》正式上路，進一步保障病人善終的權利。蔡醫師以其生動的文采、豐富的學養，與大眾分享兩項法令的特色與差異，並逐步帶領，如何在善生的過程，預約自己的善終。好書分享，全力推薦！

姜義村（國立臺灣師範大學特殊教育學系教授）

　　認識宏斌已逾三十年，他是我高中同班同學，打從認識他以來，就是一位相當認真的同學，後來他克紹箕裘，成為一位醫師，是一位與疾病對抗的聖戰士。

　　如果身為一位醫師，把所有重心都放在看診，就好像「伐兵」或「攻城」般，永遠有看不完的病人；宏斌當然不甘於此，他毅然而然地走入醫學教育的領域，嘗試以教育的方式提醒我們善終的重要。正如宏斌在最後提醒我們要

「活在當下」，但我們也都知道「活在當下」說來容易做起來難，但打開這本書，正是開始「做」的第一步！

廖建瑜（法律實務工作者）

當你失去意識，有誰能確保執行你的意志？人生的最後一哩路何時到來無人知曉，但自己可以決定如何走。當《病人自主權利法》生效實施後，要如何做自己的主人，本書提供豐富臨床經驗結合法律規定，讓閱讀者容易明白將來可選擇的醫療處置與效果，書中並提及死後財產如何處分之遺囑如何有效做成，全方位設想死亡對於一個人可能的影響，圓滿的處理身前及身後事，值得堅持生命最後一刻也要做自己的你，做為必備的參考書。

林志潔（交大特聘教授、科法學院社會正義講座）

生有時、死有時，當一個社會可以開始關注「如何終老」這件事情，也顯現了台灣多年來的小康承平和歲月安穩。在民主法治的社會，我們都在意自己的自主權，例如婚姻自主權、工作自主權、性自主權，那麼，面對生命的臨終，我們又如何能不去了解臨終自主權要如何確保、如何行使呢？感謝蔡醫師秉持一貫對臨終的關懷，以《病人自主權利法》的實踐為中心，建構這本重要的善終指南，

讓從容離世與尊嚴告別成為可能。期許我們每一個人在臨終時，都能享受自主，與家人、與世界以及與自己的人生告別，生死兩無憾。

謝茵絜（臺灣新北地方檢察署檢察官）

安寧緩和醫療、病人自主權利是一個複雜的議題，所牽涉者不只醫療，更包括了法律、倫理，甚至是病人與家屬的情緒照顧，蔡醫師積極投入此領域十數年，其累積的個案經驗實為推動善終制度的重要資產。

在這本好書中，蔡醫師深入剖析、逐步整理在處理病人步向死亡時的各項問題，極具參考價值。我們總是期盼在告別人世時能心無罣礙、無憂無懼，而本書正是想了解如何善終與慎終者的重要工具書，更是從旁協助達成此願望之醫療、法律專業人士必備的參考書。

周裕清（健康 101 診所院長）、**林玉茹**（台北市防癌協會、健康 101 診所執行長）

這是第一本有關《好活與安老》的生命教育新書。

我是泛紅著眼眶讀完全書，因為長期以來，我們致力於提升台灣全民的生命品質與健康識能，四處奔走演講，期盼台灣民眾提升健康識能，享有更有質感的生命品質，這其中的難度與挑戰不言而喻。然而，接到宏斌醫師的電

話，希望我們幫本書為序，我們知道，宏斌醫師跟我們有著相同的期盼與願望，希望台灣民眾活得更好更健康。

而宏斌醫師以更宏觀的視野、更高的高度，整合了相關知識完成本書，期盼透過宏斌醫師的《好活與安老》一書，讓台灣民眾更重視健康識能與生命素養的提升，真正活出健康、豐富、彩色的人生，我們是這樣深深的期盼著。

粘曉菁（全民健康基金會、好心肝基金會、肝病防治學術基金會執行長、臺大醫院家庭醫學部兼任主治醫師）

「面對生命，我們都應該更加的謙卑！」這是才子蔡宏斌醫師此書給予我們最大的啟發。「得以善終」是每一個人都希望擁有的生命終點，但除了上天的福報外，更需要一些人生課題的準備；而好活與安老，說來簡單，實則不易，在面臨死別之痛抑或死亡恐懼，如何指導病人及家屬、甚至醫療團隊，共同提升彼此身心靈的力量，我們都需要被專業指導並謙虛的學習，才有機會達到「生死兩相安」的安寧緩和療護最高境界。

傅彬貴（台中榮總醫務企管部副主任）

人生旅程，一如春夏秋冬四季遞嬗。

在加護病房工作了十年，我都會與每位入住加護病房的病患家屬進行家庭會談。上百次的家庭會談，就是數百

個家庭生離死別的故事與醫療抉擇的過程。「限時積極治療、適時緩和醫療」是個人最大心得,在還有機會的時候,該怎麼做就怎麼做,說不定有機會拉回來,重獲健康;可一旦過了這個時間點,要思考的是如何讓病患與家人減少肉體及心靈的痛苦,生死兩相安。

我的好友,台大醫院蔡宏斌醫師,在重症醫療與緩和療護這兩個領域,均是吾輩中能用心聆聽、專業照護的佼佼者。希望每個閱讀本書的人,能讓自己與家人「好活與安老」,這才是最大的福報。

謝宛婷(奇美醫院緩和醫學科主任)

生命的故事多樣,但總不例外的求一尊嚴善終。然而如此多樣的性情、經歷、愛戀、憾恨,往往在法律規範、照護資源、謎樣病情,以及家庭糾葛中苦苦尋不到出路。宏斌醫師將讓每位覽書的人,都感覺柳暗花明,循著臺灣善終權利發展的腳步,以真實的臨床故事連結到如何預做準備,並具體活躍成醫療照護場景中每個角色應該注意的細節,書中更不乏按表操課式的引導,讀完此書,善終的環節亦皆毫無缺漏。而最最重要的,是蘊含在這些準備裡頭深深的愛。今年,若只能挑一本善終指南,千萬別錯過《好活與安老》!

朱為民（台中榮總緩和療護病房主治醫師）

「我希望如何面對人生的終點？」是我認為人在一生當中非常重要、卻常常被刻意忽視的一個問題。這個問題的答案，會大幅影響晚年的生命品質，甚至是與家人之間的關係。

幸好，我們現在有《好活與安老》這本書。這本書推薦三種人閱讀：一、想要健康快樂活好這一生的社會大眾；二、正在經歷家人的老病死，不知所措的照顧者；三、對於生命和死亡希望可以進一步深度思考的醫療人員。細細讀，一定收穫滿滿。誠摯推薦給大家這本書。

余尚儒（好家宅共生文化教育基金會董事長）

台大醫院蔡宏斌醫師，是正港認真的好醫師。

都蘭診所成立時候，蔡醫師主動表達願意捐助「手持超音波」。但不同於一般的捐贈者，他不僅出資支持，還陪我們試用了好幾個廠牌，也親自到都蘭來走一趟，讓我非常欽佩。

《病人自主權利法》實施後，每個人在生命末期的選擇，變得豐富多元，可以被保障。同時，面對臨終，我們要思考、要決定的事情，也變得更複雜。因此《好活與安老》這本關於病人自主、安寧療護，正是我們需要的好書。

本書內容豐富，收錄完整，很難有第二本可以超越它，果真是一位認真好醫師寫的書。

張凱評（台北都蘭診所所長、台灣在宅醫療學會秘書長）

長壽地藏尊（Pinkoro jizo）是日本的神祇，人們膜拜祂、向祂祈求，希望可以活力十足的活到人生最後一天、然後突然間倒下就過世，這樣的臨終最不給其他人添麻煩。不過能如此「幸運」的人終究是少數，多數人的人生最後階段，像在黯淡迷霧、滾滾浪濤中駕著小船前行，有時還發現，掌舵的人是別人而不是自己。

面對這樣的迷霧，蔡醫師將他在台大醫院的豐富經驗化成筆下的清楚文字，這本工具書不但適合讓醫療專業者當作工具指引，也適合思索人生末期議題的讀者。蔡醫師十分用心，除了醫療相關章節之外，還貼心分享如何訂定遺囑，內容精彩，推薦給大家！

自序

善終非自然可得，需要全民教育共同參與

蔡宏斌

秋風颯爽，落葉繽紛，或許有人會為落葉的凋零感到不捨、惆悵，但其實無需為它的消逝黯然神傷，因為這是生命必經的過程。

而我們的人生，不就好比是片葉子，從嫩芽開始，到枯黃掉落，落葉若是能夠歸根，還可化為養分作育新秀，豈不是最自然、最美好的循環。所以，積極的去面對死亡一途，規劃生命最後的旅程要怎麼過，並非壞事或是觸霉頭的詛咒，反倒可以讓我們更從容的處理未了之事，也可以在意外事故發生，或是大限來臨時，不至於留下過多的悔恨，還能有尊嚴的退場。

近年來，經由安寧療護團體的努力，與病人自主權利法的推動，不少國人已知道「預立安寧緩和醫療暨維生醫療抉擇意願書」的重要性，也願意在健保 IC 卡註記登錄，這是好現象。但，根據筆者實務上經驗，真遇到時，其實多半還是無法立刻面對和接受的。

　　這或許是因為現代醫學科技發展有成，延長末期病人的生命已不困難，所以大家總覺得再拚一下或許就有希望，因而使得人們變得越來越不能接受死亡。而且在面臨生死大事，必須做醫療決策時，病人會希望有家屬共同參與，也常見到交由子女來做要不要急救的決定，不要再逼問病人；對於病人至親來說，要撐住「不捨」與「不孝」的壓力，是需要極大的抗壓性與勇氣。

　　此外，對於醫師來說，行醫的最重要目的就是戰勝疾病與死亡，醫師的責任就是竭盡全力的挽救生命，因此有時候，即使理性知道再多的醫療幫助，對於眼前的病人是不可能起作用了，但仍會抱持著這種責任感，繼續奮鬥下去。

　　現在的重症醫療場域，跨團隊照護已是主流，不同科的主治醫師一起參與醫療決策，常常面臨到對於生命末期的定義，不同科別的標準未必相同。如腎臟科醫師普遍認為，末期腎臟病人接受長期透析治療，沒有合併其他器官系統的嚴重合併症：像是大片腦出血中風、心肌梗塞、呼吸窘迫症候群等，就不能算是生命末期。

　　如何凝聚不同科別專家來做生命末期的判斷，在在考驗著醫者的智慧，而我們也不可能照抄國外的經驗，在國

情不同，國人的死亡素養還普遍不足的狀況下，大家都是摸著石頭過河，彼此互相學習。

是故，根據統計，在醫院裡使用葉克膜、呼吸器的人次數，就人口比例來看，台灣排名世界第一，且目前使用呼吸器的病人多數是 70 歲以上又失去意識的老人家，每年所花費的健保經費更接近 300 億元。現任台北市市長柯文哲就曾綜合多年的臨床經驗，對於生死一事領悟的說：「現代醫院單位的死亡場景，就分為有『插管』和『沒有插管』兩種而已！」

在《病人自主權利法》通過迄今的 4 年時間裡，我們看到高齡失智長期臥床病人，在罹患肺炎送醫呈現呼吸衰竭後，拔除呼吸管失敗因而接受氣切，呈現呼吸器依賴狀態，後來腎臟衰竭由家屬決定繼續接受長期透析，甚至需要使用升壓藥物來維持每一次透析過程。其實，病人活得很沒有品質，可是當醫師詢問家屬時，答案經常是：「我覺得病人的生命力很強，一定可以過關，你們醫師宣判病人末期，是不夠努力！」

而從近幾年國內發表的公衛研究也可以看出，台灣的確存在「健康不平等」的課題，加上台灣社會傳統的醫療決策模式仍是以病人家屬為中心，對於臨終患者隱瞞病情

的作法，往往只會讓病人更難以獲得善終。

此外，有些偏鄉的長者在生命接近終點時，其長年在都市打拚的子女，常會要求醫療團隊務必要救治病人到最後……我們聽過無數天邊孝子症候群的故事，確確實實發生在我們的生活當中。但說實在的，你又怎捨得苛責家屬這種「孝道演出」的方式呢？對於天邊孝子的焦慮，更需要有醫療團隊提供哀傷輔導。

那麼，到底該怎樣做，才能達到人人心之所願的「善終」呢？到底誰能決定該全力搶救，還是適時放手呢？其實很多時候，選擇權是在「你」自己的手上。因為即使是罹患相同的疾病，也可能因不同的原因而導致死亡，病人其實有許多選擇，可選擇暫時休息、繼續，或完全停止人生這段旅途。當然，你也可以求助專業醫師的幫忙，一位熟悉病人病情、生活與價值觀的全人醫療醫師，將可提供你明智的建議。此外，適時與家人進行對話溝通，也是重要的一環。

筆者發現，跟病人或家人談論生命末期，僅需一些技巧，例如抽離現在的時間，用假設語氣：「如果有一天有個萬一，當然我不是說現在，那你會想怎麼做？」先藉此開啟話題，讓病人和家人有機會跟時間思考、再決定，他們

就不會覺得被冒犯，多半也願意共同正視這個大哉問。

畢竟對於死者與愛他們的人來說，安詳離世是最美好的祝福；而尊重病人的價值觀，讓他們依自己選擇的方式來迎接死亡，更是醫學藝術面向中重要的一環。近年來，常常在急診室看到家屬要求醫師要不顧一切代價，搶救、延長末期病人的生命，並揚言要上法庭、告醫師，其實這種作法不僅會對醫師造成很大的壓力，導致許多無效、防衛性的醫療行為發生，同時也剝奪了病人善終的機會。

南華大學副校長慧開法師曾在重症醫學討論會的場合，和醫師們分享：「預知時至不是佛教徒的權利，大約在離世前一個月前可以預知！」在國內的一項前瞻性研究也發現，腎臟科醫師對於將腎臟病生命末期定義為六個月以內，仍有接近 50％的醫師不同意，因為健保對於長期透析的重大傷病卡申請是在初次透析後一個月內申請第一次，在三個月後申請第二次評估，因此可知健保制度也影響了醫者對於生命末期的判斷。

筆者認為，生命的長短和品質相比較，後者尤為重要。對於病人存活期的判斷，可以用更有智慧的說法，如：加拿大法律對於生命末期的定義為「病人的自然死亡是可以被合理預見的（Natural death is reasonably foreseeable）。是故，在這幾年，雖然文獻中已發展出許多預測病人短期預後的評估工具，預測病人死亡時間由六個月、三個月，一個月都有，但是突然把這樣的訊息告訴病人或家屬，得到的回應往往是驚訝與莫名的恐慌。

當死亡確定來臨時，筆者認為，最後一刻實在不宜由科學來決定，而應由所愛的人陪伴，不應被一些無意義的醫療處置來干擾。善終其實需要有時間準備，能夠藉由醫病共享決策工具的輔助，在萬一來臨前，和家人充分討論，完成法定的預立醫療照護諮商程序，最後做成預立醫療決定，有準備的情況下，大家對於生命的結局可以有更從容的安排。

長久以來，我所任職的台大醫院積極推廣「自主善終」的觀念，而目前台灣的安寧療護服務有三種方式：住院安寧、安寧共照和安寧居家，可視病人狀況需要，由團隊給予全人、全家、全程、全隊與全社區的五全照顧與關懷。此外，台北市立聯合醫院更進一步推動「社區安寧療護」的模式，協助年邁老人或末期病人，能在家中由親人陪伴、甚至是在親愛家人的懷裡安詳離去。

在筆者實際參與居家安寧療護的過程中，體會到北市聯黃勝堅總院長所說：「在雙北市（台北市與新北市），二

樓以上沒有電梯的公寓，就是醫療的偏遠地區！」根據內政部統計，全台屋齡 30 年以上的老屋超過 300 萬棟，主要集中在六都，其中又以雙北市占多數；而雙北老屋中又以四、五樓無電梯公寓居多，每一次老人家出門就醫，需要人來背著上下樓，交通接駁的費用高昂，這種醫療不平等的現象，值得大家思考。

　　目前在衛福部大力推動醫療垂直整合計畫的同時，鼓勵民眾看厝邊好醫師，也應該讓大醫院可以協助基層院所團隊，善用高科技與人工智慧輔助，提供有溫度的居家醫療服務。希望未來能夠整合北北基的安寧照顧資源，讓長者們能夠生活在高齡友善的社區之中，醫療團隊可以即時到府關心，讓「適地老化」的社區照護網更加完善。

　　本書能夠順利完成，首先要感謝許多師長的教誨、鞭策與斧正，還要感謝同事及友人的鼓勵與幫忙，其中要特別感謝余文君專科護理師在第一章的協力撰稿，蔡蕙芳小姐，以及郭于菲、李怡潔兩位助理的資料整理，還有台大整合醫學科的夥伴們，大家十年來的努力，除了獲得 2013 SNQ 國家品質標章的肯定，也終於在 2019 年 10 月成立整合醫學教學示範中心，我們應用最新的電子白板工具，進一步提升家庭會議的溝通品質，而許多標準作業流程

（SOP）的建立，若沒有你們這些熱血夥伴的協助，本書是絕對無法付梓出版的。

　　最後，殷切期盼台灣的民眾及醫療專業從業人員，能夠盡早形成共識，逐步推廣「社區安寧療護」的理念，讓人們能夠活得自在、死得尊嚴，實現適地老化、落葉歸根、「好活與安老」的最美結局。

第一章

認識《病人自主權利法》，
必須知道的 7 個 Q&A

Q1：《病人自主權利法》跟病人才有關係吧？

Q2：已經有《安寧條例》，為何還要《病主法》？

Q3：「預立醫療決定」和「不施行心肺復甦術意願書」不一樣嗎？

Q4：如果想要預立醫療決定，可以怎麼做？

Q5：親戚、朋友都能當我的「醫療委任代理人」？

Q6：什麼時候會執行預立醫療決定？

Q7：預立醫療決定，是不是就等於安樂死？

後話：預立醫療決定後，我還能做什麼？

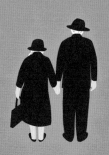

靠窗的那張床，陽光靜靜的灑落，映在老爺爺的身上。江老爺爺今年 75 歲，江奶奶一邊幫老爺爺按摩雙腳，一邊心疼地說：「我的老伴已經這樣躺了 20 年了！他是一位大學教授，20 年前在課堂上突然倒下，台下的學生見狀立刻衝到講台上幫忙急救送醫，命被救回來了，卻也因為腦出血嚴重，開刀預後不佳，就這樣成了植物人，一躺就是 20 年。」

2019 年的春天，江老爺爺因為反覆性的肺炎引起多重器官衰竭，奶奶不捨老伴再受苦，簽署了不施行心肺復甦術同意書，讓爺爺安詳的離開人世。

在辦完江爺爺的喪禮後，老奶奶在兒子的陪伴下，回到護理之家，感謝團隊 20 年來的照顧。奶奶看著牆上衛福部對於《病人自主權利法》的文宣海報，若有所思。她感嘆地說：「如果生命可以自己做決定，爺爺就不用受這麼多年的苦了。」

像這樣的故事，總是不停的在醫療場景中上演。也許你會問：

「人生的最後一哩路，我想要怎麼過？想要善終，還是

一路救到掛？」

　　「為什麼人不能活得更有尊嚴一點？」

　　「如果我老了，萬一失智，或者再也走不動了，甚至躺在病床上，是不是也要插著鼻胃管餵食，直到生命的最後一刻？」

　　「萬一我發生意外，成了植物人，或者再也醒不來，是不是就這樣躺在床上一輩子？」

　　2019 年 1 月 6 日《病人自主權利法》正式施行，這些問題也許能從中找到答案與出口。

《病人自主權利法》完整法條

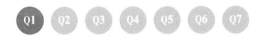

《病人自主權利法》跟病人才有關係吧？

　　《病人自主權利法》（以下簡稱《病主法》）是主張當生命來到末期時，病人有選擇不再接受「續命醫療」的權利。

　　在台灣，因為全民健康保險政策與醫療環境的高技術水平，讓「好死不如賴活」這句諺語，也常常成了人生最後一哩路的寫照。人活著是為了一口氣，但是當病痛纏身，呼吸仰賴機器，進食仰賴鼻胃管餵食，甚至排泄需要尿管和灌腸時，事實上，這些醫療措施並無法減緩疾病帶來的真正苦痛，反而帶來不堪、沒有品質的生活，只是沒有尊嚴的延續生命。

　　這樣的續命代價，除了病人本身承受著痛苦，連帶著身邊看護的家人也跟著一起受折騰。即使有健保政策的醫療支撐，背後所需付出的心力、照護成本與花費都是可觀的數字。

生命應該是自主的，而這樣的權利更應該被保障。因此，《病主法》的三大立法宗旨分別就是「尊重病人醫療自主」、「保障病人善終權益」與「促進醫病關係和諧」。

尊重病人醫療自主

所謂的尊重病人醫療自主，就是指病人擁有知情權、選擇權與決定權，家屬只在病人需要協助或不反對的情形下才擁有知情權。至於選擇權與決定權是病人和家屬所共同擁有，但是家屬所做的選擇與決定不能違背病人的意願。

保障病人善終權益

「王曉民」的故事相信有些五、六年級生並不陌生。1963 年，當時年僅 17 歲就讀中山女中的王曉民，因為被一輛超速的計程車撞上，強烈的撞擊讓她當場不省人事，最終成為植物人。

這個不幸的意外事件，因為當事人堅強的求生意志，讓此事件討論至今，生死交關的掙扎交雜著至情與痛苦。王曉民以沉默的方式讓台灣社會聽到她的聲音，迫使大家

嚴肅去思考生命的本質，她的母親在世時，更不斷的提出安樂死的請願案。

雖然當年王曉民母親的請願至今仍沒有成案，卻間接催生了 40 年後的《安寧緩和醫療條例》（以下簡稱《安寧條例》），為安樂死合法化跨出一大步。2011 年，立法院正式通過《安寧緩和醫療條例》修正草案，明訂傷病「末期」病人只要家屬同意，就能停止救治，但並不包括有生命能力的植物人。

王曉民在家人的照顧下，在病床上過了 47 年，是目前存活最久的植物人。只是，我們都不是王曉民，所以無法代替她回答，是否願意以這樣的狀態活著，但是我們可以反問自己「我是否願意這樣過一輩子？」生命總會有走向終點的一天，如果能讓生命圓滿的結束，達到「生死兩相安」，就是一種善終，而保障病人善終權益即是《病主法》的立法精神。

促進醫病關係和諧

站在醫療前線，病房裡常會出現所謂「住在加州的女兒症候群」（Daughter from California Syndrome，又稱天

邊孝子症候群），形容平常不在長輩身邊照護的子女會在病危時突然現身，批評醫療團隊的治療，責怪平日在負責照顧的家人。聽聞照護者已經決定要讓病人善終，埋怨為何要放棄治療、只進行安寧療護，並堅持要救到底，結果讓病人身上插滿了管子、肋骨壓斷了好幾根。這些醫療上熟悉的情景，常造成醫病關係的緊張，如今在《病主法》的推行下，可望能夠獲得改善。

另外，對於天邊孝子的驚訝不捨與焦慮心情，以及不在長輩身邊照顧的罪惡感，看著躺在病床上即將離開自己的至親，內心總希望能再多陪一下，而要求臨床醫護人員強加許多不必要的續命醫療，如果這些「住在加州的子女們」可以透過事先的預立醫療照護諮商及預立醫療決定，了解至親本身的善終意願，也許可以懂得「放下」心中的不捨。

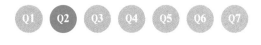

已經有《安寧條例》，
為何還要《病主法》？

其實早在 2000 年《安寧條例》通過之後，末期病人的生命自主權就已經獲得保障。當疾病進展到生命晚期，醫護人員就會嘗試著和病人及家屬討論，是否「不施行心肺復甦術」（Do not resuscitate），也就是俗稱的 DNR，病人和家屬也能藉由這個機會獲得更多資訊，來決定接下來的醫療方向，選擇「要救」延長生命，還是「不救」保留生命最後的尊嚴與品質。

藉由《安寧條例》第 7 條條文，只要病人和家屬同意不要「壓胸、插管、電擊」，便能成立法學上的「阻卻違法」，讓醫護人員能夠明確地獲得法律的保障。然而，《安寧條例》所保障的僅限於「末期病人」，而《病主法》關心的則是「所有病人」的自主與善終的權益，在保障的對象

範圍上更加寬廣（《病主法》保障對象請見圖表 Q2-1）。

　　進一步來說，《安寧條例》與《病主法》當初立法的宗旨就不一樣。《安寧條例》只限於末期病人病危後拒絕心肺復甦術或維生醫療，這裡說的「末期」，是法律上所指「不可治癒，且近期內死亡不可避免」的情形。這使得非末期、但是需要仰賴維生醫療的病人無法享有特殊拒絕權，也就是「在明知會危及生命的情形下，仍然拒絕醫療的權利」。

　　兩者最大的不同點，還在於《病主法》讓病人拿回自己的生命決定權。根據《醫療法》及《安寧條例》中規定，「在病人意識昏迷、無法清楚表達意願時，『得』由法定代理人、配偶、親屬或關係人簽具各項手術、侵入性檢查或治療的同意書」，因此，有時同意書內容並不一定是病人自己的意願。至於《病主法》則可以保障病人之知情、選擇與決策權，同時確保病人的善終意願在意識昏迷、無法清楚表達時，依然能被貫徹執行。

　　另外，衛生福利部病人自主法第三次審議會（2019 年10 月 24 日）中決議，第五款疾病類型共有 11 種（10 種罕病和 1 種疾病），包含裘馨氏肌肉失養症、遺傳性表皮分解性水泡症（泡泡龍）、亨丁頓氏舞蹈症、肢帶型肌失養症、桿狀體肌肉病變、脊髓小腦退化性動作協調障礙（小腦萎

圖表 Q2-1 《病人自主權利法》vs.《安寧緩和醫療條例》

病人自主權利法	異同點	安寧緩和醫療條例
• 具完全行為能力人，且年滿 20 歲成年人或未滿 20 歲已結婚者，可簽預立醫療決定。 • 以病人為核心，保障其知情、選擇與決定權。 • 尊重病人醫療自主、保障善終權益、促進醫病關係和諧。	理論基礎	• 末期病人的善終權益。 • 病人或近親屬簽同意書。
預立醫療決定。	簽署文件	預立安寧緩和醫療暨維生醫療抉擇意願書。
五款臨床條件： • 末期病人。 • 處於不可逆轉的昏迷狀況。 • 永久植物人狀態。 • 極重度失智。 • 其他經主管機關公告之病人疾病狀況，或痛苦難以忍受、疾病無法治癒且依當時醫療水準無其他合適解決方法之情形（共 11 種疾病類型）。	適用對象	僅限於末期病人。
• 維持生命治療：心肺復甦術、機械式維生系統、血液製品、特定疾病之專門治療、重度感染時抗生素等。 • 人工營養及流體餵養。	醫療處置	• 心肺復甦術。 • 只能延長瀕死過程的維生醫療。

資料來源：衛生福利部預立醫療決定、安寧緩和醫療及器官捐贈意願資訊系統（https://hpcod.mohw.gov.tw/HospWeb/）

縮症）、脊髓性肌肉萎縮症（漸凍症）、肌萎縮性側索硬化
症（漸凍症）、囊狀纖維化症、原發性肺動脈高壓、多發性
系統萎縮症等。

　　在這五款臨床條件中，只有第一款「末期病人」是《病
主法》及《安寧條例》共同的部分，其餘四款條件，都超
越了末期的範圍，根據衛生福利部國民健康署統計累計至
2019 年 9 月的罕見疾病患者，在台灣達 3476 人，前三名
分別是：

　　1. 脊髓小腦退化性動作協調障礙（即是小腦萎縮症），
　　　 1062 人。

　　2. 肌萎縮性側索硬化症（漸凍症），829 人。

　　3. 脊髓性肌肉萎縮症（漸凍症），411 人。

　　其中，可以簽署預立醫療決定的成人約占總人數的一
半。讓更多非末期但是需要仰賴維生醫療的病人，都能拒
絕維持生命治療或人工營養及流體餵養，尊重他們選擇自
然死（natural death）的善終目標。

衛福部發布 11 類疾病擴大適用《病主法》之臨床條件

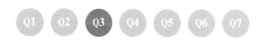

「預立醫療決定」和「不施行心肺復甦術意願書」不一樣嗎？

　　預立醫療決定（Advance Decision，簡稱 AD）與預立安寧緩和醫療暨維生醫療抉擇意願書（do not resuscitate，簡稱 DNR）除了「保障對象」不同外，病人可以拒絕的「醫療範圍」也不同。

　　預立安寧緩和醫療暨維生醫療抉擇意願書，只能拒絕急救時的心肺復甦術，以及延長瀕死過程的維生醫療；而預立醫療決定書則是可以拒絕一切有可能延長病人生命的醫療及照顧（life-sustaining treatment，簡稱 LST），包含

衛福部預立醫療決定書

圖表 Q3-1　預立醫療決定 vs. 預立安寧緩和醫療暨維生醫療抉擇意願書

預立醫療決定	異同點	預立安寧緩和醫療暨維生醫療抉擇意願書
包含非末期病人（五款臨床條件）。	保障對象	僅限於末期病人。
一切有可能延長病人生命的醫療及照顧，包含人工營養及流體餵養在內。	病人可以拒絕的醫療範圍	只能拒絕急救時的心肺復甦術，以及延長瀕死過程的維生醫療。
需經過由指定醫療機構參與的「預立醫療照護諮商」，且由該機構核章。	醫學專業諮詢	無此項規定，可自主填寫。
每次諮商門診收費新台幣 300 ～ 3500 元不等（含諮商、核章與預立醫療決定書掃描上傳等行政費用）。	費用	無費用產生。
須完成註記後方可成立。	健保憑證註記醫療委任代理人權限	可自由選擇是否註記。
能於病人意識昏迷或無法清楚表達意願時，代理病人啟動預立醫療決定。	安寧緩和醫療的法律地位	權限較窄，臨床實務上亦難發揮功能。
明文規定當病人拒絕維持生命治療時，醫院「應」提供充分之緩和醫療，以幫助病人達到善終。	共通點	末期病人「得」選擇所需之安寧緩和醫療。

資料來源：衛生福利部預立醫療決定、安寧緩和醫療及器官捐贈意願資訊系統（https://hpcod.mohw.gov.tw/HospWeb/）

圖表 Q3-2 適用《病主法》對象之五款臨床條件

臨床條件	定義	診斷
末期病人	依《安寧緩和醫療條例》第3條第2項，指罹患嚴重傷病，經醫師診斷認為不可治癒，且有醫學上之證據，近期內病程進行至死亡已不可避免者。	與該疾病診斷或治療相關二位專科醫師。
極重度失智	確診失智程度嚴重，持續有意識障礙，導致無法進行生活自理、學習或工作，並符合下列情形之一者： 1.臨床失智評估量表（Clinical Dementia Rating）達3分以上。 2.功能性評估量表（Functional Assessment Staging Test）達7分以上。	由二位神經或精神醫學相關之專科醫師診斷。
不可逆轉之昏迷	因腦部病變，經檢查顯示符合下列情形之一之持續性重度昏迷： 1.因外傷所致，經診察其意識超過六個月無恢復跡象。 2.非因外傷所致，經診察其意識超過三個月無恢復跡象。 3.有明確醫學證據確診腦部受嚴重傷害，極難恢復意識。	經二位神經醫學相關之專科醫師診斷。
永久植物人	因腦部病變，經檢查顯示符合下列情形之一之植物人狀態： 1.因外傷所致，其植物人狀態超過六個月無改善跡象。 2.非因外傷所致，其植物人狀態超過三個月無改善跡象。	經二位神經醫學相關之專科醫師診斷。
其他經衛福部公告之不可治癒、痛苦難忍且無其他選擇之情形	由其他經主管機關公告之病人疾病狀況或痛苦難以忍受、疾病無法治癒且依當時醫療水準無其他合適解決方法之情形（第五款疾病類型11種）。	

資料整理：余文君

人工營養及流體餵養（artificial nutrition and hydration，簡稱 ANH）在內。

　　此外，由於預立醫療決定的適用對象擴及五款臨床條件的病人（見左表），因此還需要經過有指定醫療機構參與的「預立醫療照護諮商」，且由該機構核章，並在健保卡完成註記後方可成立。這些都是為了讓病患本人、家屬或其他重要關係人充分了解《病主法》所保障之特殊拒絕的內涵與範圍。

　　看到這裡或許會有疑問，已經簽過不施行心肺復甦術意願書，還需要去諮商門診簽署預立醫療決定嗎？

　　由於預立醫療決定與預立安寧緩和醫療暨維生醫療抉擇意願書保障範圍與適用法規的不同，不施行心肺復甦術意願書只有保障「末期病人」，而預立醫療決定擴及「五款臨床條件」，因此還需要去預立醫療照護諮商門診簽署預立醫療決定來保障自己生命的權利。

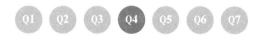

如果想要預立醫療決定，可以怎麼做？

　　預立醫療決定必須在「預立醫療照護諮商（Advance care planning，簡稱 ACP）」程序完成後簽訂，依照《病主法》的定義，預立醫療照護諮商是指病人與醫護人員、親屬或其他相關人士所進行之溝通過程，商討當病人處於特定臨床條件、意識昏迷或無法清楚表達意願時，對病人應提供之適當照護方式，以及病人得接受或拒絕之維持生命治療與人工營養及流體餵養。

第一步：到指定醫療機構進行預立醫療照護諮商

　　預立醫療照護諮商目前是由符合條件的醫療機構提供，條件包括：1. 直轄市、縣（市）衛生局指定 200 床以

上且通過醫院評鑑的醫院，或 2. 偏遠地區（包括離島、山地）或具特殊專長的醫院、診所向衛生局申請通過者。提供諮商服務的團隊至少要包括三位醫事專業人員：醫師、護理人員，以及社會工作人員或心理師其中一種。

　　每次諮商門診收費新台幣 300 至 3500 元不等（包含諮商、核章與預立醫療決定書掃描上傳等行政費用），由於鼓勵家屬一起簽署預立醫療決定，同一個時段第二個人次可減免「預立醫療照護諮商」費用，減輕民眾的負擔，每一家庭一次以六人為上限。

　　此外，台北市立聯合醫院也特別擴大免費補助對象，包括：末期病人、重大傷病患者、臨床失智症評估（CDR）0.5 分以上者、身心障礙者、低收入戶、中低收入戶、台北市列冊獨居長者及街友，都可以至台北市立聯合醫院免費接受預立醫療照護諮商。

　　其他外縣市之中、低收入戶則可於各縣市指定之「預立醫療照護諮商推廣獎勵計畫」機構，免費接受預立醫療照護諮商服務。

圖表 Q4-1　預立醫療照護諮商團隊

醫師一人
具備資格：
應具有專科醫師資格

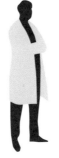

**心理師或社會工作
人員一人**
具備資格：
應具有二年以上臨床
實務經驗

護理人員一人
具備資格：
應具有二年以上臨床
實務經驗

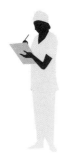

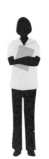

備　　註：以上資格均須完成中央主管機關公告之預立醫療照護諮商訓練課程。

● 衛福部公布預立醫療
照護諮商機構名單

第二步：身體健康時就可以諮商

　　預立醫療照護諮商不限定為病人，一般健康的人也能參加。根據《病主法》規定，具完全行為能力之人，得為預立醫療決定，其中完全行為能力者的條件包括：1. 年滿 20 歲的成年人、2. 未成年但已合法結婚者。

　　所謂天有不測風雲，人有旦夕禍福，鼓勵大家在健康、可以自主表達意願時，帶著家人、醫療委任代理人一起參加預立醫療諮商照護諮詢。在與家人及醫療委任代理人充分溝通後，預先做好預立醫療決定，以避免突發狀況來臨時措手不及，也就是俗稱的「未雨綢繆型」。

　　另一種情況則是「重大傷病型」，例如，「我媽媽目前雖然失智了，但是生活功能都還能自理，能夠自己洗澡、吃飯，這樣可以帶她來做預立醫療照護諮商嗎？」

　　依照《病主法》規定，若有事實足以認定意願人心智缺陷或非自願時，無法進行預立醫療照護諮商程序。由於失智症於不同時期表現症狀不一樣，心智缺損狀態也會因人而異，因此可以帶失智的家人至醫院，由醫師評估是否能符合簽署預立醫療決定。

又或者也有人問，「我爸中風十年了，左側偏癱，行動不易，現在住在養護中心，這樣還可以簽署預立醫療決定嗎？」原則上只要爸爸意識清楚且可以表達意願，也沒有心智缺陷或非出於自願的疑慮，就可以邀請二親等內的家屬或醫療委任代理人，共同參與諮商及簽署預立醫療決定。

第三步：最好有親屬一同參與

根據《病主法》規定，預立醫療照護諮商應有二親等內之親屬至少一人參加，但考量到社會現況，家庭疏離、久未聯繫、遠居國外者眾多，為了不因此限縮了個人參與諮商及簽署預立醫療決定的機會，衛生福利部已經在 2019 年 6 月 14 日函示，二親等家屬有特殊事由時，可使用「視訊」方式參與諮商。

如果沒有二親等內的親屬，或是親屬已經死亡、失蹤或有特殊事由，也可以不參與預立醫療照護諮商，只需要意願人用書面說明無法參與的原因即可。如果過去有恩怨情仇難以化解，使得意願人不希望親屬出席，也可以書面表達不需要讓他們參與。

除了親屬之外，意願人可以再找「醫療委任代理人」

一同參與諮商。醫療委任代理人是在關鍵時刻代替意願人表達決定的人，意願人可以自行決定是否需要代理人，但一旦指定了人選，對方就必須參加諮商。

醫療委任代理人有資格限制：

1. 必須年滿 20 歲。
2. 具完全行為能力，並經他書面同意，不可只有口頭同意。

此外，有三種身分不可擔任醫療委任代理人：

1. 意願人之受遺贈人。
2. 意願人遺體或器官指定之受贈人。
3. 其他因意願人死亡而獲得利益之人。

第四步：簽署預立醫療決定

簽署與執行預立醫療決定，關係到特殊拒絕權的行使，也就是關係到病人的生與死，因此《病主法》中對於預立醫療決定之內容、範圍、格式與程序均有詳細的規定，簽署時有三項法定程序要件：

1. 經醫療機構提供預立醫療照護諮商，並經其預立醫療決定上核章證明。

2. 經公證人公證或有具完全行為能力之人二人以上在
　場公證。

3. 經註記於全民健康保險憑證。

　　第一個程序是必須前往有提供預立醫療照護諮商資格
之醫療機構參與諮商。

　　第二個程序為見證或公證，見證人的資格限制除了應
為具完全行為能力的人之外，受委託的醫療委任代理人，
及病人的主責照護醫療團隊成員（只限於住院中病人主責
照顧團隊），都不可擔任見證人。

　　第三個程序是健保卡註記。完成簽署及公證的預立醫
療決定書必須由醫療機構掃描存記在中央主管機關（衛福
部的雲端資料庫裡），中央主管機關再註記在意願人的健保
卡上，這樣預立醫療決定才能算是完成生效。

　　意願人在接受諮商後，如果立刻就與家人、醫療委任
代理人達成共識做出決定，可以直接在醫療機構簽署預立
醫療決定，並掃描上傳中央主管機關註記。如果當下還沒
有共識，則可以將預立醫療決定帶回家簽署，待與家人及
醫療委任代理人有了共識與決定後，自行完成見證或公證
程序，再交回醫院掃描上傳註記。

圖表 Q4-2　預立醫療照護諮商流程

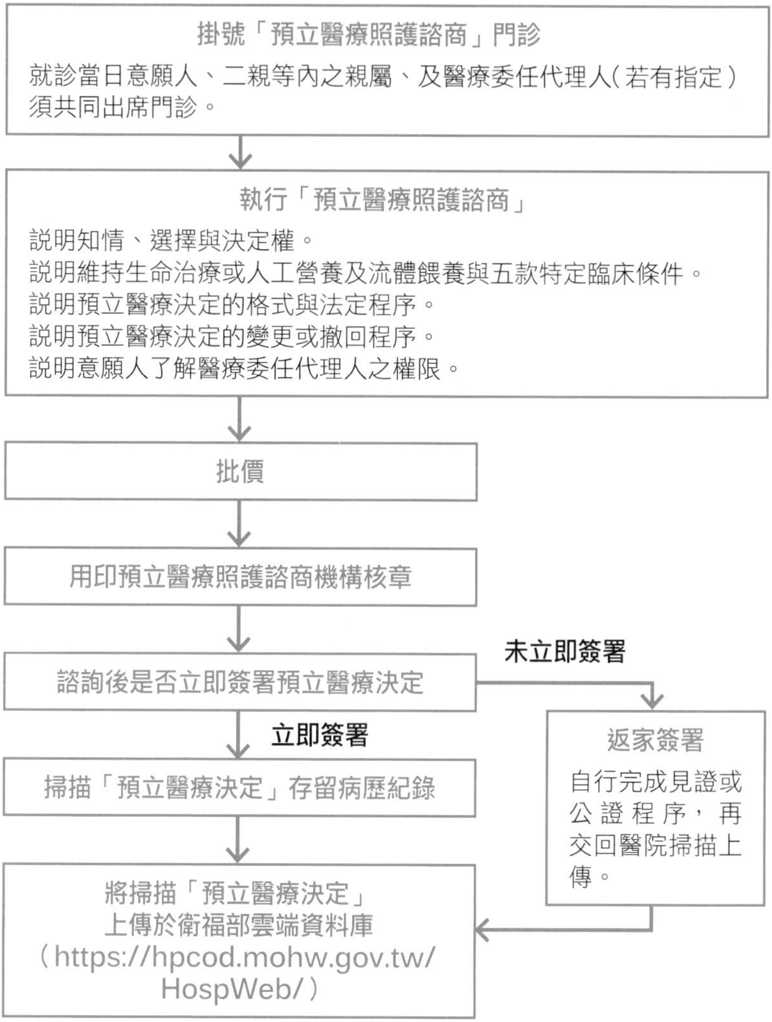

掛號「預立醫療照護諮商」門診
就診當日意願人、二親等內之親屬、及醫療委任代理人（若有指定）
須共同出席門診。

↓

執行「預立醫療照護諮商」
說明知情、選擇與決定權。
說明維持生命治療或人工營養及流體餵養與五款特定臨床條件。
說明預立醫療決定的格式與法定程序。
說明預立醫療決定的變更或撤回程序。
說明意願人了解醫療委任代理人之權限。

↓

批價

↓

用印預立醫療照護諮商機構核章

↓

諮詢後是否立即簽署預立醫療決定　　　**未立即簽署** →

立即簽署 ↓

掃描「預立醫療決定」存留病歷紀錄

返家簽署
自行完成見證或公證程序，再交回醫院掃描上傳。

↓

將掃描「預立醫療決定」
上傳於衛福部雲端資料庫
（https://hpcod.mohw.gov.tw/
HospWeb/）

資料來源：衛生福利部預立醫療決定、安寧緩和醫療及器官捐贈意願資訊系統
（https://hpcod.mohw.gov.tw/HospWeb/）

第五步：萬一後悔，預立醫療決定仍可改

　　35 歲的張先生與懷孕中的太太正沉浸在小孩即將到來的喜悅與期待中，突然的一次吐血，才發現是胃癌並且已經轉移到淋巴及骨頭，診斷是末期。開始接受積極的化學治療，可是抗癌藥物的治療效果有限，副作用實在太大，除噁心、嘔吐，胃也無法吸收營養，張先生體重剩下 40 公斤，主治醫師建議人工營養的長期使用。張先生覺得治療很痛苦，早在張先生與太太結婚前，他曾經與太太約定，如果老了或是病了，他不要插鼻胃管也不要人工營養，更不要急救，並且和太太都簽署過預立醫療決定。只是這一天來得太早太急，張先生與太太都慌了，想好好的走完人生最後一哩路，但是想到還沒有出生的孩子，張先生決定要接受人工營養，與病魔拚一拚。

　　隨著人生的轉折與心情的轉換而有不同的思維，對於自己的醫療決定或許也會不同。即使已經簽訂了預立醫療決定，還是可以變更。

　　意願人可以隨時以書面撤回預立醫療決定，並向衛生

福利部申請更新註記。因意願人進行諮商與第一次簽署預立醫療決定都是掃描存記在醫療機構，因此，可以委請醫療機構將撤回之書面意願掃描上傳到中央主管機關資料庫，中央主管機關資料庫再憑據撤除健保卡上的註記。

　　變更則可以分為兩種，第一種為意願人符合五款臨床條件時，臨床醫療過程之變更；第二種為其他情形之變更。兩種情形的變更程序均需以書面為之，並透過醫療機構向中央主管機關申請更新註記。

諮商前先思考自己想要的醫療照護

　　「預立醫療決定」是預設當自己處於生命末期、不可逆轉的昏迷狀態、永久植物人、極重度失智⋯⋯等五款特定臨床條件時，選擇接受或拒絕維持生命治療及照護的意願，因此，在前往醫院諮商前必須先思考，當面臨意外或疾病的發生，自己想要什麼樣醫療照護模式？並且請二親等家屬及身邊親近的人一起參與，讓他們了解並尊重自己的決定，在生命最後的關頭捨得放手。

圖表 Q4-3　預立醫療決定變更流程

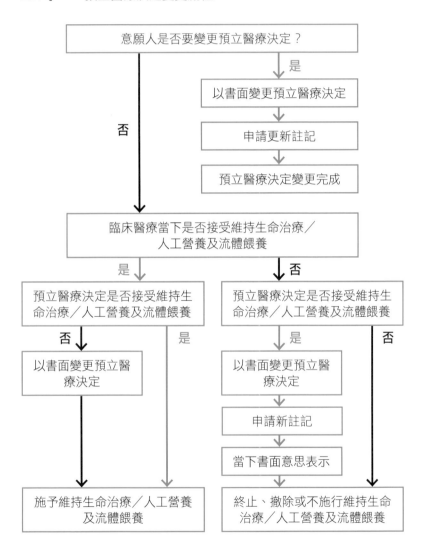

資料來源：衛生福利部預立醫療決定、安寧緩和醫療及器官捐贈意願資訊系統
（https://hpcod.mohw.gov.tw/HospWeb/）

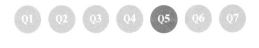

親戚、朋友都能當我的「醫療委任代理人」？

所謂的「醫療委任代理人（Health Care Agent，簡稱 HCA）」，就是當意願人意識不清的時候，代理表示醫療決定的人。因此醫療委任代理人應該充分了解意願人對生命的感受、喜好與價值觀，不會主觀意識強烈，也不會硬把自己的意志強加在別人身上。

選擇一個對的醫療委任代理人，會給自己的醫療自主權利多一分保障。想想自己身旁，是否有懂你、一直陪伴你、能傾聽你說話、願意與你溝通的「家人」或是「麻吉」，他就會是最適合的人選。

「意願人」可以指定一位或多位醫療委任代理人，指定多位時，也可以指定他們的順位。如果有一天發現自己不需要醫療委任代理人，或是認為所委託的人選不適任，可

以隨時以「書面」終止委任（不能只是口頭告知）。

　　另外，要強調是，如果代理人被專業認定有精神障礙或心智能力受損，已經完全無法判斷、表達事物，而被聲請「監護宣告」，或是判斷、表達事物的能力降低，而被聲請「輔助宣告」，此時代理人已是無行為能力的人，無法代理醫療決定，當然也必須解除委任了。

　　《病人自主權利法》之醫療委任代理人的資格，在前面文章（詳見 Q4）已經說明，若沒有委任代理人，那麼最近的親屬就擔任《安寧緩和醫療條例》之醫療委任代理人，若病人已在生命末期，根據《安寧緩和醫療條例》[1]，一般以配偶為第一的優先順序。以下為意見代理人的順序：

　　1. 配偶（不限國籍）

　　2. 成年子女、孫子女（不分內外孫）。

　　3. 父母（排名不分先後）。

　　4. 兄弟姐妹（排名不分先後）。

　　5. 祖父母（排名不分先後）。

註 1：2013 年 1 月 9 日《安寧條例》條文修正後，同意書再細分為不施行心肺復甦術或維生醫療，末期病人無簽署第一項第二款之意願書且意識昏迷或無法清楚表達意願時，由其最近親屬出具同意書代替之。

6. 曾祖父母、曾孫子女或三親等旁系血親。

7. 一親等直系姻親。

當你一旦因為病重或意外無法表達意願時，這個人要能代替你跟醫師討論，決定你的醫療作為，甚至有能力處理其他親友的意見衝突，勇敢的為你爭取權益。因為在《安寧條例》所規定之醫療委任代理人於意願人意識昏迷或無法清楚表達意願時，代理意願人表達醫療意願，簽署不施行心肺復甦術意願書。

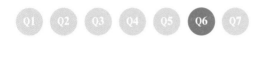

什麼時候會執行預立醫療決定？

　　81 歲的劉奶奶有糖尿病、高血壓，日常生活尚可自理。兩年前曾向家人表達不施行心肺復甦術意願，以及未來不要放置鼻胃管灌食。《病人自主權利法》施行後，奶奶曾經和家人接受過預立醫療照護諮商，並簽署預立醫療決定。

　　2019 年 3 月，奶奶開始變得容易忘東忘西，吃藥不固定，還一個不小心跌倒，導致腦出血，開刀後仍昏迷不醒，臥床至今已超過半年。這段期間也曾經因為吸入性肺炎，引起呼吸衰竭而插管住進加護病房。

　　一開始，劉奶奶的家人都抱著希望，覺得總會有好轉的一天，大家都不願意放棄。但是隨著時間過去，劉奶奶的病情並沒有好轉，始終呈現昏迷狀態，家屬的意見開始分歧。劉爺爺捨不得老伴，希望她能陪自己久一點，堅持

要繼續治療；劉奶奶的子女捨不得母親身上插滿管子，靠著鼻胃管灌食維生，曾經試著與父親溝通，但是因為父親的堅持，而無可奈何。

　　某一天，劉奶奶的鼻胃管到期，劉爺爺看著護理師幫忙更換管路，感覺就像是鼻胃管插入自己身上一樣難受，原本堅持的態度也鬆動了。劉爺爺對著子女說：「我看著你們的媽媽插鼻胃管，好像是插在我身上一樣難過，她一定更不舒服，我們應該和醫生討論，是不是可以終止或撤除你們母親的鼻胃管灌食了。」

　　如同上述的劉奶奶狀況，當病人簽署了預立醫療決定後，根據《病人自主權利法》規定之醫療委任代理人於意願人意識昏迷或無法清楚表達意願時，代理意願人表達醫療意願，其權限如下：

　　1. 聽取病情告知。

　　2. 簽具醫療同意書。

　　3. 依病人預立醫療決定內容，代理病人表達醫療意願。

　　根據《病人自主權利法施行細則》第 7 條，進行預立醫療決定時，可以指定二位以上的醫療委任代理人，必須

排定順位，先順位之代理人有優先代理權。先順位者不表示意見或無法聯繫時，會由後順位者代理決定。當後順位者做出意思表示後，先順位者不得提出不同意思表示。

回到前述案例中，只要確認病人臨床診斷符合五款臨床條件之一，並且經過兩位相關專科醫師、至少兩次緩和醫療團隊照會評估，即可啟動行使特殊拒絕權。

其中，醫療照護選項包括：不希望接受維持生命治療與人工營養及流體餵養、限時嘗試[1]、空白授權醫療委任代理人決定，以及接受維持生命治療或人工營養及流體餵養，共四種可能性，詳見圖表 Q6-1 說明。

註 1：「限時嘗試」是指，當病人的臨床預後還不明確，醫師無法判斷是否到達生命末期階段時，可以設定一段時間內給予維持生命治療，再觀察後續變化。在台灣的實務狀況，如心肌梗塞病人合併心因性休克，裝上葉克膜使用 14 天後，繼續評估是否有多重器官衰竭的現象，這 14 天的時間就可以稱為限時（醫療）嘗試。限時嘗試是一種暫時性的醫療手段，不應該把它當成拖延死亡的終極方法。

圖表 Q6-1　四種醫療照護選項可能性說明

醫療照護選項	啟動時機及執行內容	說明
意願人不希望接受維持生命治療或人工營養及流體餵養	1.確診及確認病人符合五款臨床條件之一。 2.探詢病人當下意願。 3.終止、撤除或不施行維持生命治療或人工營養及流體餵養。	必須經過兩位相關專科醫師、至少兩次緩和醫療團隊照會評估，才能啟動行使特殊拒絕權。
意願人希望接受限時嘗試	1.確診及確認病人符合五款臨床條件之一。 2.限時嘗試。 3.終止、撤除或不施行維持生命治療或人工營養及流體餵養。	1.在病人符合五款臨床條件之一後，於病人在預立醫療決定中指定的一段時間內繼續施行維持生命治療或人工營養及流體餵養。這段時間內病人本人或醫療委任代理人可以隨時終止限時嘗試。 2.在病人指定的時間終止（限時嘗試結束），醫師得尊重病人之預立醫療決定，進行終止、撤除或不施行維持生命治療或人工營養及流體餵養。

| 意願人空白授權醫療委任代理人決定 | 1.醫療委任代理人若決定積極治療，就進行維持生命治療與人工營養及流體餵養。
2.醫療委任代理人若決定限時嘗試，則進行限時嘗試。
3.醫療委任代理人若決定放手，則代理病人行使特殊拒絕權，不施行維持生命治療與人工營養及流體餵養。 | 一切交由醫療委任代理人決定。 |
| 意願人希望接受維持生命治療與人工營養及流體餵養 | 病人不要行使特殊拒絕權。 | 病人希望積極治療，即使病人在意識昏迷後，仍盡力選擇能救治病人的各種醫療措施，直到死亡。 |

資料來源：《病人自主權利法》核心講師進階課程上課手冊
資料整理：余文君

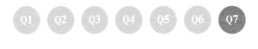

預立醫療決定，是不是就等於安樂死？

「懇請總統恩准，我願當台灣合法安樂死首例。」這是資深媒體人傅達仁先生曾經公開的一段談話，他因罹患胰臟癌，多病體弱，請求安樂死，並且一直致力在台灣催生安樂死立法，卻始終未果，最終成為瑞士安樂死機構合格會員，於 2018 年 6 月執行安樂死。他曾強調，要死也要死得有尊嚴。

傅達仁的企求，引起社會大眾關注與討論。我們先了解一下，所謂「安樂死」源自於希臘語，意思是「好的死亡」，英文為「Euthanasia」。這是一種給予患有不治之症的人以無痛楚、或更嚴謹而言「盡量減小病人的痛楚」致死的行為或措施，一般用在病人出現無法醫治的長期顯性病症，因病情到了晚期對病人造成極大的負擔，不願再受病痛折磨，經過醫生和病人雙方同意後，為減輕痛苦而進

行的提前死亡。

　　簡單說明一下，目前尊嚴善終死亡分為三種操作層面：

1. **主動安樂死**（Active Euthanasia）：由於疾病或意外所導致無法治癒的功能喪失，經藥物治療無效，有持續且難以忍受之身心痛苦的情況，為了減輕病人無法忍受且無法治癒的病痛，透過申請或由醫師評估而由他人透過注射方式為病人施以足以致命的藥劑（加工縮短生命），目前施行國家有尼德蘭、比利時、盧森堡、哥倫比亞、加拿大、澳洲。施法細則須參照各國法規。

2. **協助自殺**（Assisted Suicide）：病人自己主動提出要求，由醫師開立處方、準備並提供藥劑，由病人自己喝下，親自執行結束生命，目前施行地區包括瑞士、美國（奧勒岡州、華盛頓州、蒙大拿州、佛蒙特州、科羅拉多州、夏威夷州及加州）、德國、尼德蘭、比利時、盧森堡、哥倫比亞、加拿大、澳洲等，施法細則須參照各國法規。

3. **拒絕醫療權**（Advance Directive）：醫師尊重病人意願，不強加人工延長生命的作為（例如除去病人的維生系統，或停止人工營養及流體餵養），讓生命自

然走到盡頭，這是目前歐美各國普遍承認的作法。

這裡要強調的是，《病主法》不是主張安樂死。

無論是安樂死或協助自殺，都是藉由藥物主動終結病人生命，即使基於病人或其近親之要求而為之，都不合醫學倫理。而拒絕醫療，則是拒絕透過人工或儀器介入來維繫生命，這是病人基本權利，若醫師在尊重病人意願下中止醫療，即便病人最終死亡，也是病人自然病程發生的結果，是「讓病人自然的走」（allow natural death），並不違反醫學倫理。

或許安樂死要在台灣走到立法這一步，恐怕還有漫漫長路，但是，《病主法》卻已經讓病人拿回最終生命決定權，而向前邁進一大步。

後話：預立醫療決定後，我還能做什麼？

　　進步的醫療，在臨床形成了一種賴活的狀態，「要活活不久，要死死不了」，對病人而言究竟是恩惠，還是折磨？

　　在筆者多年前的臨床工作中，遇見一位年僅 37 歲的年輕男性，肺癌合併腦部轉移末期病人。經過了幾次的化療與電療，但是治療效果始終有限，最後，選擇了不再接受化療與電療。

　　這位肺癌末期病人是一位電影工作者，當他知道自己的日子不多，找了同是電影工作者的同事，為自己與家人拍下了生命最後的紀錄片，做為最後的告別。

　　在影片中，他輕輕的謝謝父母的照顧與疼愛、向父母說對不起無法盡孝道、對父母說我真的好愛好愛您們，以及如果真的有來生，讓我再當您們的孩子，孝順您們……

　　生命自然進程原本就有衰老與死亡，我們都應該正視生命的盡頭，勇敢的對自己的死亡負責。然而，當病人自己勇敢的面對生死，對自己的死亡負責，我們還能為此做些什麼呢？

列一張人生的「待辦事項」

日本的紀錄片《多桑的待辦事項》是一部紀錄末期生命中，人生尚須待辦事項的影片。故事主角是一位退休上班族砂田知昭，他在 67 歲退休後，旋即發現自己得了胃癌。從否認到接受自己罹癌，他決定好好規劃餘生，將自己的後事，以及想完成的心願，寫成一則一則的「待辦事項」依序來實行。

這部紀錄片的導演，就是故事主人翁砂田知昭的女兒砂田麻美。整部紀錄片中，導演以樂觀的心態與父親一同面對生死，無非是「生死兩相安」的最好演繹。

讀者也可參考本書於第三章第三節所建議的「好活與安老筆記本」，提早做好規劃。

道謝、道歉、道愛、道別自己的人生

醫療有其極限，當病人在五種臨床狀態下，選擇終止、撤除或不施行維持生命治療或人工營養及流體餵養時，應提供病人緩和醫療，溝通、關懷與陪伴。

目前安寧緩和醫療可以細分為三種階段：住院安寧緩

和醫療、安寧緩和共同照護以及安寧緩和居家醫療，其中安寧緩和共同照護以及安寧緩和居家醫療都無須入住安寧緩和醫療病房，也可以享有安寧緩和醫療的照顧。

　　透過安寧緩和醫療的舒適照護、疼痛控制、心理、靈性照護等方式，引導病人和家屬進行道謝、道歉、道愛、道別的「四道人生」（詳見第二章第三節），讓病人有限的生命裡保有尊嚴，不留遺憾，才能讓病人與家屬都能好好走完人生的最後一哩路。

第二章

身為病人，怎麼做準備？

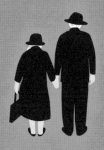

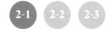

我和我自己
——從容離世的三個準備

　　陳太太的檢查報告出爐之前，醫生就已先建議家屬，可以一起來聽病情說明，並且共同討論下一步的治療目標。在報告出來的當天，陳先生一早就站在病房門口等著，想早一步知道太太的病情。

　　但是當醫生告知檢查結果是惡性腫瘤，目前有幾種治療方式可以選擇，在向病人說明時也可以順便詢問一下她的想法之後，陳先生卻急著阻止：「醫師，我求求你，千萬不能讓我太太知道，以她的個性，聽到這個結果一定會崩潰，如果喪失求生意志，她一定撐不過治療……」

主動要求醫師或家人說出病情

相信會翻開跟購買本書的讀者，已經可以接受「人終究會死」這件事，或最起碼不是絕對的排斥。確實在某些情況下，我們無法知道死亡何時會降臨，但其實大部分時候，我們還是可以透過健康檢查，或是因為病徵發作住院治療及檢查，進而得知自己還剩下多少時日。

不過話雖如此，事實上想從醫師或是家人口中探知自己的真實病情，還是非常不容易。這是因為，醫師與家人在面對無法醫治的病情時，心裡通常是這樣想的：

醫師的難處

- 一直以來都被教育如何救人，認為給予病人治療才能給他希望，沒有放棄的選項。
- 擔心一旦告知真實病情，反而會刺激病人，而自己無法掌握病人爆發的情緒。
- 擔心被病人或其家人怪罪治療失敗，能力不足，怕被告。
- 擔心必須面對自己對於死亡的恐懼，畢竟任何一條

生命，都有難以承受的重量。

家人的心情

* 擔心病人無法接受，怕告知後會剝奪病人的希望，自我放棄。
* 擔心被說是詛咒、不孝、沒有盡力，以為只要不說出口，事情就不會成真。
* 怕一旦病人被告知，自己無法掌握病人爆發的情緒，甚或無法掌握自己的情緒。

所以，由病人自己主動發出想要知道實情的訊息是最好的方法，可以試著用以下幾種方式跟醫師或家人溝通：

1. **主動提示已知病情嚴重**：例如「我的身體狀況怎樣我自己心裡有數，但希望你們可以親口告訴我」。

2. **主動告知想做的心願**：例如「我好想跟某某人碰面聊天，想要出院去看場電影或是賞花，還有很多想做的事，所以，可以告訴我還有多少時間能去完成這些心願嗎？」

3. **主動說明後事想要如何處理**：例如「我要是有個萬一，希望最後可以安安靜靜回到自己家裡嚥氣。大

家不要為我哭，不然我的靈魂會捨不得離開……」

學習面對死亡的恐懼

《醫療法》及《醫師法》都有課予醫療機構及醫師告知病人或家屬有關病情、治療方針、處置、用藥及預後情形等訊息的義務；《安寧條例》也有規範，醫生有告知安寧緩和醫療治療方針與維生醫療抉擇的義務。而 2019 年 1 月開始實行的《病主法》更加強規範，醫療機構或醫師除了應將病況告知病人本人之外，還必須取得病人同意後，才能再告知親朋好友，更加完整落實病人的自主權。

在法律規範之下，醫師必須越過心理難關，直接和病人說明病情，而此時在閱讀本書的你，也許可以停下來想想：如果是我自己，當醫師來到面前要說明病況，我會用什麼樣的心情面對？我準備好了嗎？

在知道如何讓醫師跟家人可以跟我們坦白病情後，我們也許覺得自己可以接受這一切，但事實真是如此嗎？

根據經驗顯示，其實絕大部分的人，包括見過無數死別的醫護人員或是殯葬禮儀人員在內，在面對自己即將「死

亡」的事實時，還是會產生不安、恐懼、沮喪，甚或憤怒的情緒，但這些都是正常的心理反應，無需覺得難為情。

既然會不安、恐懼，那麼應該如何面對跟處理呢？以下幾項建議可以參考：

1. **心靈上：**可以試著尋求宗教的慰藉，透過念佛、靜坐、冥想或是祈禱，求得心靈上的平靜。若沒有特定宗教信仰，也可以從生死相關議題的書籍或電影，尋找可以撫慰、平靜自己心靈的方法。此外，也可向各醫院社工尋求協助，藉由專業的心理輔導渡過難關。

2. **生理上：**許多人會對死亡感到恐懼，通常是因為聯想到還伴隨著巨大的痛苦，像是無法呼吸。確實，臨終病患多半會有失眠、食欲不振、躁動、時空混亂、語無倫次、疼痛、呼吸困難、噁心嘔吐、水腫、失禁或身體發出異味等不適的症狀。幸而透過專業的安寧緩和療護，可以減輕痛苦與控制不適症狀，讓病人能夠舒適自然的離世。

預演死亡來臨時

　　然而，要如何才能實現舒適自然的離世這個心願呢？可以做以下的思考與安排。

與親友談論善終的話題

　　就算平時跟親人或朋友關係密切，也不代表在你病重垂危時，他們會做出你想要的善終選擇。所以，請找平時最要好且最有可能跟能力在你病重時為你代言、做決定的人，跟對方商量你的心願，也可聽取他們的想法。

　　商量時可以告訴對方，在什麼樣的情況下希望做哪些醫療，像是：病情嚴重到什麼程度，才決定「我不願意在這樣的狀態下活著，請不要再為我做任何延命的無效治療」。但也請理解，若親友感到無力負荷這樣的責任，也無須勉強對方。

預立醫療決定

　　只要還有做決定的能力，就應該掌握自己的醫療自主

權，而這個權利就是透過「預立醫療照護諮商」來完成自己的「預立醫療決定」。醫療機構會將你的預立醫療決定上傳、註記在你的全民健保憑證（健保 IC 卡）裡，此外，為了確保你在無法替自己做決定時，仍可獲得你想要的醫療方式，也可以在諮商過程指定醫療委任代理人。

　　預立醫療決定的好處就是，當你一旦失去做決定的能力時，所有的醫療都會依照你的預立醫療決定執行。當然，再次強調，只要你還有做決定的能力，隨時可以回到醫療機構更改或撤回你的預立醫療決定。

跟你的醫師商量

　　在沒有指定「醫療委任代理人」（詳見第一章）的情況下，你仍然可以寫下自己接受或拒絕延長生命治療（維生醫療）的意願，醫護人員大都會尊重你的決定。急救時，醫護人員仍會先採取維持生命的措施，但當他們發現這種作法與你的心願相違背時，就會停止治療。

　　可以的話，最好找你的家庭醫師或是主治醫師詳談，以確定你的醫療計畫是清楚且完整的。或請醫生協助你，設定一份其他醫護人員都會尊重和遵循的計畫書。

我和我的家人
──尊嚴告別的兩件提醒

在安寧共照的日常，有一部分工作是協助完成病人的心願、安排身後事，有些時候會遇到病人入院後持續昏迷，家屬們只能努力揣想病人可能喜好的情況。

「爸爸個性灑脫，應該會喜歡一切簡單、不要辦什麼鋪張儀式。」

「可是爸爸這麼多義氣兄弟，他一定會想要大家一起熱鬧送他。」

「你如果不幫你爸辦得風風光光，他那些親朋好友一定會不高興。」

「你爸沒和你們説嗎？上次誰誰誰走的時候那種儀式讓他心煩，他喜歡清靜一點。」

親友們一人一句，各種意見都有，氣氛越來越不平

靜,這時坐在一旁一直沒出聲的媽媽默默説了一句:「怎麼都沒和他聊過他最後這一程想要怎麼走⋯⋯」

説出臨終治療的意願

　　一直以來,尤其是保守的華人家庭,大家都有個心照不宣的默契,就是避免在病人或是長輩面前談論死亡與後事的處理。彷彿只要不說出口,人就不會死。但事實上,如果沒有辦法跟當事人確認心中真正的想法與心意,最後可能只會讓病人受到更多不必要的折磨,也會讓家人跟親友無所適從,甚至可能因為意見不一,而導致家庭失和。

　　其實仔細想想,能有機會在病人意識清楚的情況下溝通,相較於驟逝來不及說再見的人而言,已經算是很幸運的事,所以我們應該更積極的溝通才是。

　　當然,大部分的人會因為擔心刺激到病人,或怕被認為是在詛咒,而不敢溝通,又或者病人無論如何就是不願開口表明心意。不過,根據過去經驗,透過以下幾個方法,大部分情況下都可以達到有效的溝通。

選一個能靜心的地方懇談

對於病人及家屬雙方來說，「死亡」都是個難以啟齒的議題，所以最好是在單獨、安靜，能讓雙方都靜下心來的場所進行。討論時也不宜急躁，建議運用下列流程及話術慢慢誘導病人進入主題。

1. 坐下、放輕鬆，可以有一些肢體接觸，例如牽手、輕拍肩等，做好傾聽病人心聲的準備。

2. 先寒暄，問些單純的問題，例如：「今天感覺怎麼樣？」來確認病人身心狀況是否允許及願意懇談。

3. 先聊聊其他人的事，再試探性的詢問病人關鍵問題，例如：「我聽醫生說，之前有遇過幾個跟你一樣症狀的病人，你想知道他們的事嗎？」或是「醫生說，之後可能要再做檢查和手術，不過可能會……你覺得怎麼樣？」來確認病人對於自己的病情了解多少，或希望知道多少（小提醒：重點不在於知道疾病名稱，而是探尋病人對於後續治療的期望）。接著，可以再進一步詢問病人對於治療的願望，是傾向延命還是安寧緩和，例如：「我是想說以防萬一啦，先問你一下，如果……」

4. 當個稱職的聽眾,盡量讓病人自己說,不要打斷他,並適時給予鼓勵跟附和的語助詞,例如:嗯、喔、是啊、對啊。

5. 複述、引伸病人話中的關鍵詞句,用自己的話再重複一遍,確認雙方認知是否有誤差。

6. 最好再觸及病人心靈上的問題,同理他不安的心情,告知我們不會隨便放棄或拋棄他,並祝願他能平靜跟安心。

談論的議題方向建議

1. **價值觀、信念與信仰**:是否有哪些宗教信仰或是靈性方面的信念?

2. **對於疾病的了解**:對於病況未來的變化,最擔心、害怕的是什麼?

3. **對於治療的期待**:對於正在進行的治療、結果以及後遺症了解多少?當病情有變化時,可能要做的治療與處置了解多少?

4. **釐清臨終治療與照顧意向**:在怎樣的情形下,當無法替自己做任何決定時,是否希望生命被盡力延

圖表 2-2-1　與親人溝通病情建議流程圖

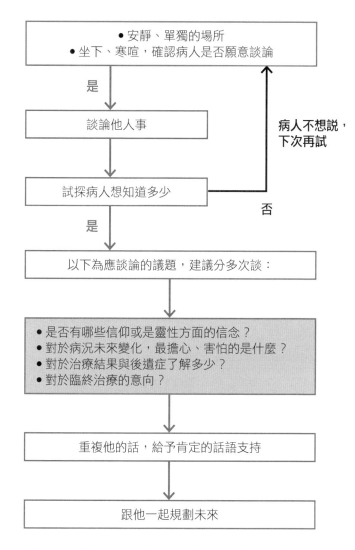

資料來源：《好命到終老：預立醫囑、安寧緩和、遺物遺產，善終指引完全指南》，蔡宏斌著（2014 年）

長？對於使用維持生命治療的意願？例如：洗腎、
呼吸器、心肺復甦術等。在延命的同時，你可以承
受多少副作用？或是在哪些狀況下會希望家人放
手？

其他注意事項

1. **一次給一小部分訊息，並隨時注意他的情緒反應。**
   不要期望病人一次就能完全接受跟完整傳達真正心
   願。可能需要經過數次的訪談，才能釐清跟明確他
   的心願。

2. **先打預防針**，例如：「以防萬一啦！要是事情比你想
   的還要糟糕一點……」

3. **給病人時間處理一開始的震驚**，可能出現的反應包
   括：憤怒、沮喪，或是其他負面情緒。給予適當的
   支持，讓他發洩情緒，例如：「我知道你在生氣，如
   果是我，我也會……」

4. **聽出病人真正想談的事。**若是病人要主導話題，就
   讓他主導，並試著把原本想談論的事情與他的議題
   混在一起。

5. **跟他一起規劃未來。**讓病人知道你了解他的需求，治療會保持彈性，會以病人當下的想法為最高指導原則。

召開家庭會議商量安寧照顧計畫

在與病人溝通之後，或是病人已經失去意識，必須替他做出決定時，建議可以主動找醫師召開家庭會議，一同做出醫療決策，以達到善終，或是功能恢復及出院準備計畫。召開方式建議如下：

1. **邀請：**請向主要負責的醫師提出召開家庭會議的需求。

2. **參與人員：**主治醫師、專科護理師、主責護理師，以及利益相關人，包括三親等內關心病人的人、醫療委任代理人，尤其是家屬中的醫療決策者（也就是有權力影響跟決定醫療方向的人）。

3. **時間：**所有與會人員皆可參與的時間。

4. **方式：**由主治醫師主持，家屬或是病人出席，會談紀錄由專科護理師記錄在病歷上。

5. **內容**：與醫師討論治療目標，並提出對於治療目標的理解與意見，與醫護團隊商議緩和醫療需求、善終準備及出院計畫。

家庭會議的討論流程建議如下：

1. 會議一開始，由醫療團隊報告病人本次住院的原因，及目前治療方向與進度。

2. 請家屬提出對於目前治療目標的理解與意見。

3. 主治醫師解釋病情、治療現況，並提供各項醫療選項與可能造成的後果，和相同案例的情況。

4. 主治醫師告知善終評估與瀕死評估，像是預估還剩多少時間，並提供善終建議。

5. 醫病雙方溝通意見。

6. 主治醫師總結意見。

7. 專科護理師報告會談紀錄之綱要，並請全體出席者簽名。

8. 會後可請醫師或專科護理師轉介社工，協助紓解情緒，或是轉介宗教師與靈性照顧服務人員，做靈性支持。

圖表 2-2-2　家庭會議召開流程建議圖

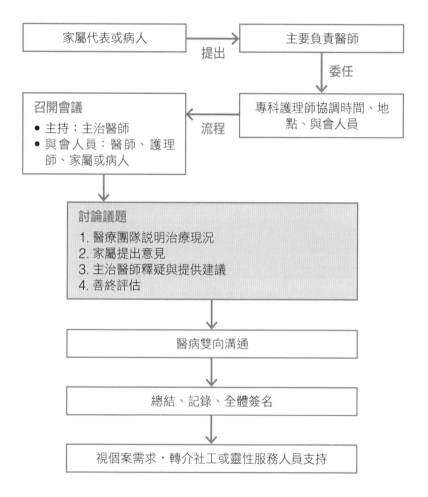

備註：以上流程是以台大醫院整合醫療照護病房為例。流程中的專科護理師可以代換
　　　為住院醫師、護理長、護理師或是社工人員。

資料來源：《好命到終老：預立醫囑、安寧緩和、遺物遺產，善終指引完全指南》，蔡
　　　　　宏斌著（2014 年）

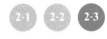

我和這個世界
——人生最後的願望清單

英國有位女記者，在被診斷罹患癌症後，知道自己來日不多，於是列出了五十個願望積極去實現，並成立一個部落格，公開分享這段人生旅程，如今，她已比被原本宣判的死期多活了五年。

她曾表明：「當我知道自己遲早會死的時候，我的人生觀改變了，到底什麼事情重要，一切變得如此清晰。」

捐出大體的醫學教授

知道自己將不久於人世，很少有人能夠冷靜理智的思考，剩下的人生要怎麼過。台大醫學院謝博生教授，

1941 年出生於彰化鹿港，曾任台大醫學院內科學講師、副教授、教授，1995 年當選第 12 任台大醫學院院長，直到 2001 年卸任。他一生致力於推動醫學人文與醫學教育改革，一直到 2018 年 2 月 5 日清晨五點半因腦中風在家中過世，他在離世的前一天都還在寫書。

謝教授提倡「理性迎向生命終點站」的善終理念，從腦中風倒下到靜靜安息的這段時間裡，他沒有被送到台大醫院，也沒有浪費任何醫療資源。他生前曾交代兒子：「我是老師，死後也想繼續當老師。」因此他奉獻出遺體，做為台大醫學院後輩學子解剖教學之用，完成終生奉獻台灣醫學教育的人生。

台灣的醫學技術與設備與時俱進，健保制度世界聞名，但是醫療糾紛與血汗醫療的現象不減反增。謝教授認為這是高科技化醫療「去人性化」的缺點，導致一對一的醫病關係逐漸淡薄消弭。謝教授始終堅信：「好的醫療必須結合高超技術及人性關懷」。因此他常提醒年輕醫師，要醫人，得先了解人性；好醫師並不是知識最好，也不是技術最好，而是醫病關係做得最好，獲得病人的信賴，能關心病人、體會病人的感受，才是真正的好醫師。

「理性迎向生命終點站」的善終觀念

為引導台灣社會妥適面對當前社會老人長期照護的課題，醫界同仁不宜僅從醫療的角度來應對老人生命的終結，而應盡速開發出能讓國人在「老衰後自然且尊嚴退離人生舞台」的各種模式。

這些模式的每一種退離人生舞台的方式，都要將：

1. 個人未了心願的處理、交代

2. 財產和物品的安排與處理

3. 老衰身體的醫療照護處置

4. 遺體的處理與葬儀的安排

5. 在接近生命終止前面對死亡過程的態度，全都含括在內。

若能如此，我們醫界同仁就能夠以這些新模式來結合社會各界人士，一起攜手協助國人同胞，讓每一位老人都可以理性地迎向自己生命的終點站。

謝博生教授寫於 2018 年 2 月 4 日下午 2 時 30 分

資料來源：台大醫學人文博物館 108 年度人生第三幕活動單元五：走在接近終點的道路上

　　筆者在這幾年所做的研究中發現，國人對於善終的概念大致可分為下列幾種，我們在回顧人生時，可以想想自己想要的是哪一種善終。這並沒有標準答案，但可以幫助思考，自己真正想要什麼樣的謝幕方式。

- 對我而言，善終就是「自然的死亡」。
- 對我而言，善終就是「不再有身體上的痛苦」。
- 對我而言，善終就是「可以死在自己最喜歡的地方」。
- 對我而言，善終就是「在最後階段有足夠的時間與家人相處」。
- 對我而言，善終就是「不造成親人的負擔，瀟灑離開」。
- 對我而言，善終就是「沒有心靈上的苦惱與遺憾」。
- 對我而言，善終就是「沒有過多不必要的治療」。
- 對我而言，善終就是「用盡所有可能的治療方法，盡量延長生命」。

還有哪些未完成的心願

　　醫師也是人，每個人選擇告別世界的方式不同，透過

這個例子，仍希望如果到了這一天，你也能靜下心來，思考幾個問題：

1. **對我來說，怎樣過日子，生命才有意義？**是「多保留一些時間與家人相處，共享天倫之樂」、「受洗實踐我的信仰」或是「領養一個寵物陪伴餘生」等。

2. **在我彌留之際，我要或不要的是什麼？**例如「我想聽某位歌手的歌」、「我想有人陪在身邊，握著我的手」、「我不要家人哭泣」等。

3. **在我即將離開人世且已無法與人溝通時，我想讓親友知道和記得的是什麼？**是「我好愛你」、「我喜歡你」等，又或者是「我原諒你」。目前我國的安寧緩和療護教育訓練中，有所謂的「四道人生」練習，就是要對自己所愛的人「道謝、道歉、道愛、道別」，讓彼此間沒有遺憾，不枉曾來世間走過一回。

第三章

生命末期，怎麼說再見？

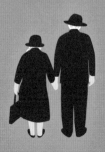

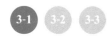

選擇安寧緩和療護，不是宣判死刑

　　在臨床上，與病人或家屬說明安寧或緩和醫療也是一種選項時，常被誤會醫療團隊要放棄這個病人了，往往要花上一段時間與心力來說明，才能把病人或家屬從「被拋棄」的誤會中拉回來。但難免也有過拉不回來，醫病信任關係無法重建的憾事發生。

　　早期推廣安寧治療時，主要都是針對癌末病人，所以可能是大眾容易對此產生誤解的主因，總以為「安寧」就等於「沒救了」，就是要放棄救治病人、以為這就是安樂死，更有甚者，也有子女因此不敢送父母到安寧病房，怕落得不孝之名。

台灣安寧緩和療護發展

事實上，早從 1985 年民間開始推動安寧緩和觀念（見圖表 3-1-1），至醫院、政府共同推廣醫療至今，現在的安寧治療已經是不分疾病、不分年齡，以讓所有人都能自主決定醫療方式、得以善終為目標。

這 30 多年來，安寧緩和療護在台灣的發展歷經三波大趨勢（見圖表 3-1-2）：第一波運動是由政府主導，以照顧癌症末期病人開始建立制度；第二波運動是在醫院中的相關專科發展，深化安寧緩和療護的範疇，希望減少無益醫療。

在已邁入高齡化社會的台灣，則屬於第三階段，落實《病人自主權利法》的配套措施，擴大社會各界的參與，讓善終的概念深入人心。同時也要導入新科技與人工智慧醫療，在全齡人口中都可以得到完善的安寧緩和療護，進一步讓政府與民間單位協力，推廣慈悲關懷社區與城市的理念，讓每一位國民都能享受到其益處。

圖表 3-1-1　台灣安寧緩和療護推動大事記

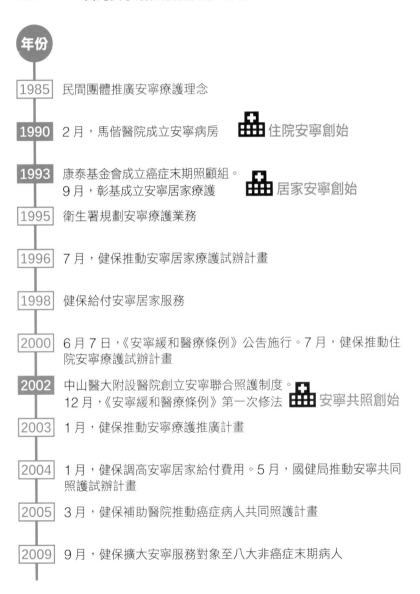

年份	
1985	民間團體推廣安寧療護理念
1990	2 月，馬偕醫院成立安寧病房　住院安寧創始
1993	康泰基金會成立癌症末期照顧組。 9 月，彰基成立安寧居家療護　居家安寧創始
1995	衛生署規劃安寧療護業務
1996	7 月，健保推動安寧居家療護試辦計畫
1998	健保給付安寧居家服務
2000	6 月 7 日，《安寧緩和醫療條例》公告施行。7 月，健保推動住院安寧療護試辦計畫
2002	中山醫大附設醫院創立安寧聯合照護制度。 12 月，《安寧緩和醫療條例》第一次修法　安寧共照創始
2003	1 月，健保推動安寧療護推廣計畫
2004	1 月，健保調高安寧居家給付費用。5 月，國健局推動安寧共同照護試辦計畫
2005	3 月，健保補助醫院推動癌症病人共同照護計畫
2009	9 月，健保擴大安寧服務對象至八大非癌症末期病人

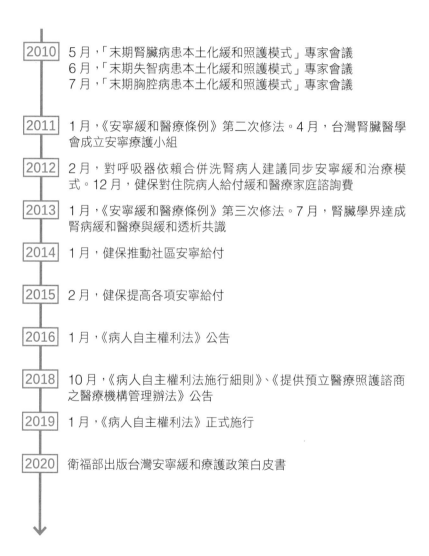

2010　5月，「末期腎臟病患本土化緩和照護模式」專家會議
　　　6月，「末期失智病患本土化緩和照護模式」專家會議
　　　7月，「末期胸腔病患本土化緩和照護模式」專家會議

2011　1月，《安寧緩和醫療條例》第二次修法。4月，台灣腎臟醫學會成立安寧療護小組

2012　2月，對呼吸器依賴合併洗腎病人建議同步安寧緩和治療模式。12月，健保對住院病人給付緩和醫療家庭諮詢費

2013　1月，《安寧緩和醫療條例》第三次修法。7月，腎臟學界達成腎病緩和醫療與緩和透析共識

2014　1月，健保推動社區安寧給付

2015　2月，健保提高各項安寧給付

2016　1月，《病人自主權利法》公告

2018　10月，《病人自主權利法施行細則》、《提供預立醫療照護諮商之醫療機構管理辦法》公告

2019　1月，《病人自主權利法》正式施行

2020　衛福部出版台灣安寧緩和療護政策白皮書

資料來源：台灣安寧療護政策白皮書／《好命到終老：預立醫囑、安寧緩和、遺物遺產，善終指引完全指南》，蔡宏斌著（2014年）

圖表 3-1-2　台灣安寧緩和療護運動三波大趨勢

1995—2005　　**第一階段：政府主導推動安寧緩和療護**

- 引進安寧緩和療護的概念
- 制度建立、立法、修法保障善終
- 非營利組織、專業學會成立
- 以癌症為主
- 發展安寧病房共照、居家安寧

2006—2015　　**第二階段：相關專科深化安寧緩和療護**

- 八大非癌安寧緩和療護
- 預立醫療照護諮商（ACP）
- 醫病共享決策（SDM）
- 急重症療護

2016—2025　　**第三階段：擴大社會參與安寧緩和療護**

- 不分疾病安寧緩和療護
- 全齡人口安寧緩和療護
- 早期介入安寧緩和療護
- 社區與長照安寧緩和療護
- 新科技與人工智慧（AI）醫療
- 《病人自主權利法》
- 慈悲關懷社區城市

資料來源：台灣安寧療護政策白皮書

一種讓人得以善終的療護

再次強調，安寧緩和醫療的目的並非放棄病人，而是在於減輕或免除末期病人生理及心理上的痛苦，讓病人身心靈得到舒適。治療重點是症狀控制，給予緩解性、支持性的醫療照護，臨終時也不會刻意急救，讓病人得以善終。

以筆者長期觀察研究與陪伴的腎臟病人為例，當醫師評估病人生命尚有一至六個月的生存期時，會建議給予「緩和」醫療，當生命僅剩一個月時，則建議採取「居家安寧」照護。

簡單來說，「安寧緩和療護」就是當你不想再接受延長生命治療，若感覺疼痛、暈眩噁心、呼吸困難，或任何不舒服的時候，醫護人員會給你適量的藥物（例如：止痛、止吐、舒緩呼吸困難的藥物等）和治療來減輕症狀。

以前安寧療護是先適用於癌症末期及漸凍人，自2009年9月開始，健保署再將以下八大類非癌症的末期病人納入安寧療護服務範圍：

1. 老年期及初老期器質性精神病態（例如：嚴重的失智症）。

2. 其他大腦變質（例如：嚴重中風、巴金森氏症、多

發性硬化症等）。

3. 心臟衰竭。

4. 慢性氣道阻塞，他處未歸類者（例如：慢性阻塞性肺病）。

5. 肺部其他疾病（例如：嚴重肺纖維化、囊腫纖維症等）。

6. 慢性肝病及肝硬化。

7. 急性腎衰竭，未明示者（例如：因其他疾病導致腎衰竭在加護病房）。

8. 慢性腎衰竭及腎衰竭，未明示者（例如：慢性腎臟病第五階段之未洗腎患者）。

圖表 3-1-3 台灣安寧緩和療護之實務推展架構

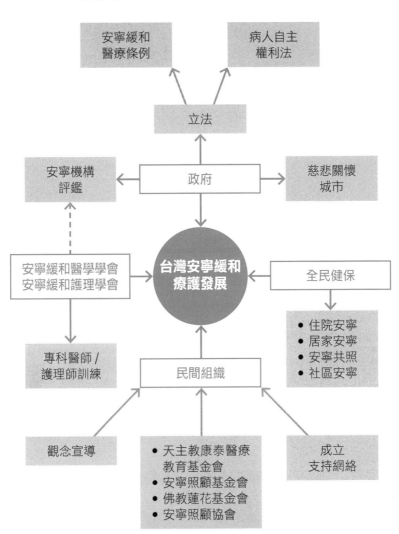

資料來源：台灣安寧緩和療護政策白皮書

重視兒童安寧療護新領域

談到安寧療護，大家談論的重點與對象往往放在高齡長者，忽略了兒童的安寧療護也應被重視。台灣兒童平均每年死亡人數大約四千多人（不含新生兒），雖然死亡率不算高，但影響到的常常不只是兒童本身和年輕父母，還有周圍關愛親友的震撼與難過。

兒童安寧療護面臨的問題具有獨特性，和成人不同，包含死亡人數少、疾病種類多、無法確知病程、各種治療定位不清楚、生長發育影響、對家庭整體挑戰、由成人代替決定醫療決策、很難談論兒童死亡、需求多元、需要開創性支持等。目前兒童安寧緩和療護的推動比較偏向青少年，常常由成人的安寧緩和醫療部門幫忙一起推動，此外，也有兒童醫院或醫學中心兒童醫學部成立小組，幫忙這些兒童與家庭，只是所提供的服務內容與專業性都需要更多努力。

兒童安寧緩和療護在國際上強調整合式照顧（integrated care），適當的介入時機會是在重要診斷建立之後，在出現高風險威脅、縮短生命和治癒成功率低的情況下，就開始逐步進行，再依實際病情進展，持續在治療過程中隨時調

整安寧緩和療護所占的比重，不論最後的是死亡或存活，都提供最適切的醫療照顧。

　　目前需要安寧緩和療護的兒童所罹患的疾病，可分為四大類型：

　　一、可能治癒，但也很可能無法長期存活的疾病：如預後不良的嚴重癌症、複雜嚴重的先天或後天心臟病等等。

　　二、需要長期密集照顧，來維持生命與生活品質的疾病：例如無法移植、洗腎、腎衰竭且合併其他嚴重無法治癒的器官衰竭、先天免疫不全疾病、短腸症、無法維持穩定或進步的慢性嚴重呼吸衰竭、肌肉失養萎縮症等等。

　　三、病程逐漸惡化，診斷後只能做安寧緩和療護的疾病：某些嚴重先天代謝性疾病、無腦症、某些染色體異常（如巴陶氏症，Trisomy 13）等。

　　四、容易有生命危險，卻不會逐漸惡化的疾病：極端早產、反覆感染的嚴重腦性麻痺、缺氧性腦病變、先天腦部嚴重發育異常等等。這些孩子都很需要盡早考慮納入安寧緩和醫療的概念與作法，來幫助他們擁有比較好的生活品質。所以兒童在長期腎臟衰竭之外，有無法移植、洗腎或合併其他嚴重無法治癒的器官衰竭（神經、心臟、呼吸等等），應該視需要給予兒童安寧緩和療護的介入與支持。

安寧療護不是住在醫院而已

至於進行安寧療護的病人，不一定得住在安寧病房。目前台灣的安寧療護模式，除了安寧療護病房之外，還有安寧共同照護及安寧居家療護。若是病況好轉可以出院回家，即使住在自己家裡也一樣可以得到照護，可以分為下列幾種模式：

模式 1：安寧療護病房

醫院內專為提供安寧療護服務而設置的病房，提供必須住院才能處理的醫療服務（症狀改善後可出院）。

模式 2：安寧共同照護

意指讓安寧緩和醫療照護團隊至非安寧病房服務，與原診治醫療團隊共同照護病人，並提供安寧相關諮詢服務，也就是病人就算是住在一般病房，也能得到充足的安寧緩和醫療資訊。

模式 3：社區化與居家化的安寧療護

針對病情不需住院，但仍需安寧居家醫療照護者。由安寧療護專業小組（包括醫師、護理師、社工師、心理師等）定期前往家中訪視，提供病患與照顧者有關症狀治療、復健、護理等專業知識及照顧技能。協助病患順利度過臨

終期，能尊嚴而平靜的離世，家屬亦能順利度過照顧臨終病患與喪親的哀傷。

此外，安寧居家療護並不限定個案的居住場所，只要是符合收案條件的末期症狀病人，不管是住在護理之家或安養機構，皆可以提出申請。

圖表 3-1-4　末期病人的安寧療護方式

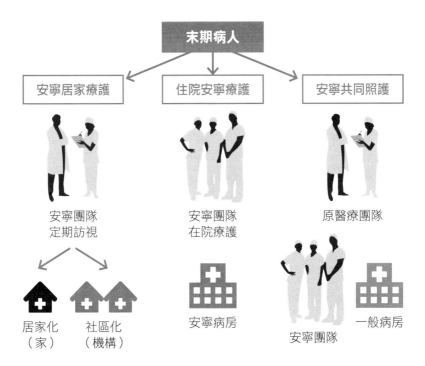

資料來源：台灣安寧療護政策白皮書／《好命到終老：預立醫囑、安寧緩和、遺物遺產，善終指引完全指南》，蔡宏斌著（2014 年）

從醫師到心理師共同參與

相對於住在安寧病房，良好的安寧居家療護可讓末期病人在舒適熟悉的環境中靜養，能更有效地紓解痛苦，並且達成病人在家善終的意願，已是先進國家的發展趨勢。

除了安寧緩和病房住院與一般病房共同照護以外，我國正積極推廣社區化安寧療護。社區化安寧療護目前是指透過居家護理所、衛生所、基層診所和社區醫療群的支援，對於機構中的住民也可以提供臨終照顧。

只是調查發現，較常見的居家化安寧療護常會出現一些狀況，如家屬與照護團隊缺乏有效溝通，反而造成照護者很大的負面影響。因此，建立良好的團隊與運作制度，並持續改善照護品質相對重要。

而安寧居家療護團隊成員應包含接受相關安寧緩和療護訓練的安寧緩和專科醫師與疾病相關專科醫師、護理師、心理師、社工師、宗教師等等，當病人有醫療需求時，能夠提供適當的安寧緩和療護，改善末期病人的身心靈症狀。

當病人符合標準並確認收案後，團隊就會透過電話追蹤與居家訪視，了解病人在家照顧的情況，同時教導各種照護的技巧，以減輕病人與家屬對於居家安寧療護的疑慮

和擔憂，使病人在生命末期即使是住在家裡，也能夠獲得妥善的照顧。若有狀況需要特殊專業介入，例如復健師、心理師等，皆能安排專業訪視協助解決問題。

團隊服務時間依各個團隊人力與資源訂定，由於病人可能突然發生嚴重症狀或緊急事件，但以目前實際運作方式，仍建議在正常上班時間外，團隊能安排值班人員接聽電話、提供遠距服務，或安排其他單位支援。

在安寧居家療護上，最理想的目標，應該是團隊結合社區志工團體，並號召有志人士加入安寧療護志工團隊，給予相關安寧療護的教育訓練，平時可由志工協助進行訪視關懷，若病人有需要安寧療護團隊協助時，由志工經流程反應協助解決，也期待這一天的及早到來。

在 2019 年 7 月衛福部推出「居家失能個案家庭醫師照護方案」，讓家庭醫師每半年一定要親自為長照個案進行家訪，替長照失能長輩開立醫師意見書，並與護理師共同幫長輩預防慢性病惡化。護理師則是依個案狀況，每月至少一次家訪、電訪或遠距視訊，關心個案的三高（高血壓、高血糖、高血脂）數值。醫護收案上限均為 200 名個案，派案後不得推案。

在醫護監督個案的慢性病同時，也要同步推動「尊嚴善

終」觀念，協助案家參加預立醫療照護諮商及完成預立醫療決定。這個方案由長期照護司擬定整體架構，健保署撥付費用，由直轄市、縣（市）政府和長照機構特約，評估照管流程，與受理審核申報。未來期待政府可以進一步把社區安寧療護與照護方案加以整合，幫助機構住民尊嚴善終。

圖表 3-1-5　一般居家照護 vs. 安寧居家療護

一般居家照護	異同點	安寧居家療護
每兩個月一次	醫師訪視[2]	每周至多一次
每月兩次為上限	護理訪視	每周至多兩次
無	社工訪視	每周至多一次
有明確之醫療與護理服務項目需要者，一般 ECOG[1] $\geq$ 3	收案標準	癌末病患，同意接受安寧緩和醫療者，ECOG $\geq$ 2
部分負擔 10%（重大傷病卡、低收入戶福保、榮民免費）	費用（不含交通費）	健保給付

註 1：ECOG（Eastern Cooperative Oncology Group）指癌症病人接受化學治療前要做的日常體能狀態評估表，分數越高代表病人失能狀態越嚴重。若 ECOG 大於等於 3 分，不建議進行化療，可考慮緩和療護，臨床上還是依主治醫師診斷與處置為準。

註 2：根據 2019 年全民健康保險居家醫療整合計畫，對於中醫師、西醫師、牙醫師與醫事人員的訪視次數，都有上限規定。

資料來源：《好命到終老：預立醫囑、安寧緩和、遺物遺產，善終指引全指南》，蔡宏斌著（2014 年）

團隊協助家屬，讓病人善終

台灣的安寧療護歷程是依照英國（Gold Standards Framework，簡稱 GSF）與澳洲（Palliative Care Outcomes Collaboration，簡稱 PCOC）等照護系統的運作精神，再因應我們的制度與民情，將社區與居家安寧療護依據病況變化大致分為五期（見圖表 3-1-6），各期時間長短因人而異，且不是絕對性的區分，應依照臨床實際狀況調整，以下就台灣醫療團隊所提供的協助為例，提供讀者參考。

1. **決策期**：一旦病人選擇安寧居家療護即進入決策期，醫療團隊收案後的首要工作，就是盡快且詳實地評估病人預後、症狀、共病症、生活功能及各種身心靈需求。由兩位專科醫師再次確認生命末期，再根據病人與家屬的需求，以「醫病共享決策」模式及預立醫療照護諮商，訂定專屬的治療目標，各項安寧緩和療護的意願書或同意書也會在這個階段完成簽署。

過往照護經驗發現，已經被轉介的病人與家屬，常常並不清楚病情的嚴重程度，或是不敢討論死亡議題，甚至家庭內沒有共識。因此，反覆召開家庭會議仍是必要的，可因地制宜，就在病人家中或附近的場地召開，以利盡快

達成共識。

2.**穩定期**：末期病人會有一段生活功能與症狀相對較為穩定的時期，此時主要工作是居家訪視，頻率約為每個月2至4次，每次約30至60分鐘。訪視重點在於評估整體狀況，給予舒適護理與調整藥物，以提升病人生活品質，特殊案例可以依需求增加訪視的次數及時間。

此階段要注意的是，因為趨於穩定而只做基本護理或更換管路，忽略了病人與家屬的其他需求。例如，在家中照顧末期病人的壓力很大，團隊應協助尋求居家喘息服務，以舒緩照顧者的壓力。此外，照護者除了需要訓練基本照護能力，以減少病人急診與住院的可能性之外，也需要團隊的承諾與支持，會陪伴他們一起持續照護到最後。

如果在照護過程中發現病人仍有心願未了，團隊可在能力與病況許可下，設計執行圓夢計畫，協助病人完成心願。此外，末期病人終究會走向死亡，這個階段可以開始鋪陳死亡來臨時可能面臨的情況，導正病人及家屬不切實際的期待，並及早發現潛在的生理、心理及靈性問題。

包括腎臟病在內的非癌症末期病人，穩定期的長短並不容易預估。在這段時間內，團隊會盡可能達成全人（病人身、心、靈照顧）、全隊（跨專業團隊）、全程（承諾和

陪伴全程照護）、全家（包括病人本人與家屬）、全社區（去機構化的社區與居家安寧療護）的「五全照顧」。另外，由於病人的狀況時時在改變，在決策期所做的評估項目可能需要定期重新評估，或在每次住院、急診後重新評估。

3. **瀕死照護期**：一旦進入瀕死照護期，病人的症狀會越來越多，且更加頻繁，在前兩個階段擬定好的居家安寧療護、在宅往生計畫，這時會開始增加照護頻率與力道，以盡力減輕症狀，並且提供家屬緊急諮詢聯繫電話，必要時可出動緊急訪視，減少不必要的緊急就醫，完成病人在家過世的心願。部分有返家意願的住院病人，可能是已經進入瀕死期而出院返家，才被轉介到社區居家安寧療護團隊，出院後還需額外緊急收案評估，及給予照護的承諾與保證。

照護團隊在此階段會針對死亡過程，與家屬反覆提醒與演練，告知可能發生的症狀與處理方式，以及一旦死亡發生後，須注意哪些事情與行政事項，提醒家屬可以先聯絡殯葬事宜，並安撫病人與家屬的焦慮。研究發現，透析病人臨終前的心理問題，通常是擔心被不適當的延長死亡過程、希望強化與親人的關係、減輕家屬的責任負擔等，疼痛與症狀的控制反而不是他們最擔心的事。

給醫療團隊的提醒：資源轉介與整合同樣重要

　　醫學中心、區域醫院、地區醫院與基層醫療院所，以及長照機構之間，須互相建立資源轉介管道與轉介機制，當基層醫療體系有需求時，醫學中心與區域醫院能以各種專業資源做為支援；當病人要回到社區時，基層醫療體系也應能夠充分了解病情，運用相關資源幫助病人回到社區接受後續照顧。

　　此外，各種社區資源應整合起來，例如民間團體、宗教團體等，除了推廣安寧療護教育，也可提供各種社會福利，像是送餐服務、在宅服務、社區關懷訪視等，共同建構起支持末期病人居家安寧療護的社區資源網。

　　除了專業醫護人員，建議病人與家庭也應是團隊的一員，隨著病程進展持續溝通與告知，讓病人與家屬充分了解病情、共同參與醫療決策。並可成立病友支持團體，不僅有助於安寧療護理念宣導，透過病友之間的交流與經驗分享，也能提供病人和家屬有力的社會支持。

4.**死亡期**：若在穩定期與瀕死照護期有過適當的死亡鋪陳和演練，當病人死亡時，家屬才會知道如何處理，並聯繫社區居家安寧療護團隊，這時大體的護理照顧，幾乎都可在家中完成。

由於大部分家屬沒有或少有直接面對親人死亡的經歷，在病人死亡時可能情緒激動或不知所措，團隊在臨終訪視時可憑臨床經驗，引導家屬向病人道謝、道愛、道歉、道別。

死亡診斷書須由醫師親自診療後開立，由於居家安寧療護團隊是最了解該病人病情的人，因此應由團隊中的醫師成員於臨終訪視時診察後開立。

5.**悲傷陪伴期**：病人的死亡不應視為照護的結束，家屬的情緒安撫也很重要，因此這階段的工作重點是遺族訪視，針對有問題的個案轉請專業人員協助。亦可舉辦病逝親友的集體紀念活動，皆有助於讓在世的家屬走出傷痛。

同樣的，家屬的悲傷陪伴也不是在病人死亡之後才開始做，前面四個階段良好的照護，包括決策期的共識營造、穩定期的心願達成與死亡鋪陳、瀕死照護期的高品質照護與死亡演練，以及死亡期的引導道別、大體照護、死診開立，團隊成員的一舉一動都有助於減輕家屬的哀傷。

圖表 3-1-6　社區與居家安寧緩和療護五時期與工作重點

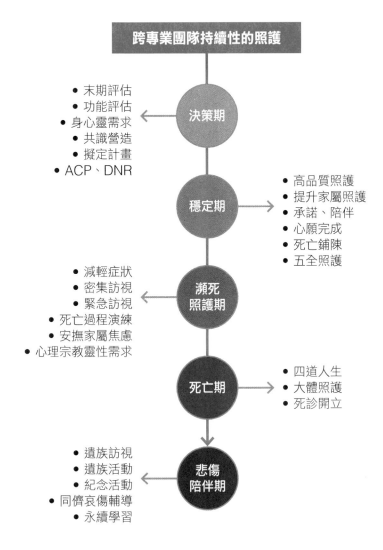

資料來源：《生命末期腎臟病人安寧緩和醫療評估指引》，國立臺灣大學醫學院附設醫院（2016 年）

身心靈與社會層面都一起照顧

末期病人的生活品質會逐漸下降，因此，評估病人心理、靈性及社會文化面向的需求與照護，也是安寧療護的重點之一。

例如，腎臟專科醫療人員應能體察接受透析治療的腎病末期病人，除了長期承受疾病與治療的副作用之外，當病情進展至生命末期階段透析效果有限時，不適感會加劇，像是疲憊、瘙癢、血壓不穩、貧血、疼痛及併發症等，甚至會伴隨憂鬱、焦慮、悲傷、恐懼與身體心像扭曲等心理、情緒或行為反應。

再加上長期透析或經常住院，導致病人或主要照顧家屬無法正常工作及社交，可能難以支撐家庭經濟，家庭角色與生活型態等社會層面的困擾與改變隨之而至，致使生命末期之生活品質逐漸下降，因此臨床專業人員對於評估末期腎病病人的心理、靈性及社會文化面向之需求與照護更是重要。

醫療專業人員可藉由藥物處置，緩解病人的心理、靈性及社會文化的壓力感，以及運用非藥物處置協助病人緩衝壓力及面對逆境，進而有效的因應疾病歷程。

給醫療團隊的提醒：
撫慰家屬的哀傷也是重要一環

哀傷輔導也是安寧緩和療護中重要的一環，除了病人的心理支持外，也擴及親友的關懷與照護，藉由了解他們的哀傷歷程、影響因素，幫助他們面對親人的離去，才能達成實際的撫慰效果。

照護團隊透過觀察喪親者的角色與態度，及了解過去的喪親經驗，可以適時的分辨出高風險群，平時就可以加強喪親者對於病人病程的了解，減少不預期死亡的狀況，讓喪親者可以有較佳的調適歷程。

預期性的死亡，往往可以提供喪親者事前經驗悲傷與完成未竟事務的機會，使喪親者能以較平靜的態度接受死亡事件。相對的，未預期的死亡形式，通常沒有任何預警與徵兆，在喪親者沒有做好心理準備下，所產生的衝擊與壓力往往超乎預期，所引發之失落悲傷情緒也最為強烈。

當病人離世之後，醫療專業人員應持續撫慰家屬，以落實全人、全家、全程、全隊、全社區的「五全照護」理念，目標是完成哀悼的四大任務：

1. 承認失落的事實，了解病人已經離世。

2. 經驗哀傷的痛苦。

3. 重新適應逝者已不在的新環境。

4. 找到與逝者繼續連結的途徑，但不會阻礙生者繼續生活。

安寧療護團隊可能採取的預期性哀傷撫慰措施分別有：處理病人與家屬之間的未竟事宜；引導病人交代遺囑與後事；完成病人未了心願；引導病人及家屬進行道謝、道愛、道歉、道別的「四道人生」；創造未來家屬可用以與病人連結的事物，例如：回憶錄、錄音、錄影、藝術創作等。

安寧療護團隊成員面對處於哀傷的家屬時，必須能主動傾聽，鼓勵對方表達感受，協助對方體認失落，以及給對方時間允許其經歷哀傷歷程，使其哀傷行為正常化。以個別會談或關懷電話聯繫都好，持續提供喪親家屬哀傷撫慰，協助家屬回歸社會角色，落實安寧療護的理念（其他內容詳見第五章第四節）。

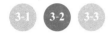

留下最後的話語，身後事不留遺憾

　　事業有成的王伯伯，大腸癌併肝轉移，因進行性肝衰竭入院，治療結果不盡理想，已判定為末期。虛弱的王伯伯已陷入昏迷，醫療團隊準備依照他簽署的撤除意願書排定撤除呼吸器以及維生醫療，主要照顧的幾位子女也已經做好準備。突然有位從來沒出現過的家屬，很激動的在病房叫罵阻止。

　　了解以後，才知道他是王伯伯失聯已久的大兒子。

　　子女們因為希望能讓父親一切圓滿，於是用盡一切辦法終於聯絡上大哥。沒想到大哥現身後，第一件關心的竟是父親的財產會分多少給他，沒有問個明白，就不允許醫護人員執行撤除維生醫療流程。原本希望圓滿的心願，反而掀起另一番波折。

　　這種不平靜的場面，在醫療現場常常上演，也有發生過病人子女強勢把病人轉院，只為了財產問題沒有共識，不想讓另一子女找到病人……。

　　為了避免上述的這類憾事發生，事先規劃好財產，交代好贈與事宜也是很重要的一環。

　　在有機會、身體仍然健康之際，除了預立自己日後的醫療決定，還能做些什麼？什麼才是人生將盡的最好安排？更沒有標準答案。

　　當人生即將走到盡頭，除了選擇照護方式，上述故事中的王伯伯，來不及做好的人生最後安排，並非特例；甚至為了遺產問題，最後一家人對簿公堂甚或鬧出人命，時有所聞。若能生前先立好遺囑，交代遺留財產的繼承與遺贈等事務，或許，就能讓這些因為身外之物導致的家庭失和事件，不再重演。

預立遺囑做好安排

　　立遺囑，尤其牽涉到財物等安排，可不是自己想怎麼寫就怎麼寫、怎麼分配都可以，真的要具有法律效力的遺囑，依照《民法》第 1189 條規定，可概分為五種方式（見

圖表 3-2-1　如何「立遺囑」？

類別	預立方式	備註
自書遺囑	由立遺囑者，自己書寫全文。 1.要親自書寫，不能由他人代筆，也不能用打字方式立遺囑。 2.要寫下立遺囑當時的年、月、日，並親自簽名。 3.若有增減、塗改，應該註明增減、塗改的地方以及字數，另外加上簽名。	須認親筆簽名，不可以蓋章或是蓋指印代替。是否需見證人無規定
公證遺囑	有見證人在場，由公證人口述遺囑內容。 1.由公證人筆記、宣讀、講解，經遺囑人認可後，寫下立遺囑當時的年、月、日，再由公證人、見證人及遺囑人一起簽名。 2.遺囑人不能簽名者，由公證人將此事由記明，可按指印代替。 3.公證人之職務，在無公證人之地，可以由法院書記官代行之。	見證人需要兩位以上
代筆遺囑	由遺囑人指定多位見證人，由遺囑人口述，並由見證人其中一人代為筆記、宣讀、講解。 1.經遺囑人認可後，寫下立遺囑當時的年、月、日及代筆人的姓名，由見證人全體及遺囑人一起簽名。 2.遺囑人不能簽名者，可按指印代替。	見證人需要三位以上

類別	預立方式	備註
密封遺囑	密封遺囑，應在封縫處簽名，指定見證人，向公證人提出，陳列其為自己的遺囑。 如果不是本人自寫，就得寫上繕寫人的姓名、住所，並由公證人於封面記明該遺囑提出之年、月、日及遺囑人所為之陳述，與遺囑人、見證人同行簽名。 1.有封緘之遺囑，非在親屬會議當場或法院公證處，不得開視。 2.前項遺囑開視時，應製作紀錄，記明遺囑之封緘有無毀損情形，或其他特別情事，並由在場之人同行簽名。	見證人需要二位以上。 實務上，因為召開親屬會議有一定條件及困難，多由繼承人向管轄法院公證處提出開封請求後，依照規定開拆。
口授遺囑	遺囑人因生命危急或其他特殊情形，不能依其他方式為遺囑者，得依下列方式之一為口授遺囑： 1.由遺囑人指定見證人，並口述其遺囑，由見證人其中一人，將該遺囑據實做成筆記，並寫下立遺囑當時的年、月、日，與其他見證人一起簽名。 2.同上，但全部予以錄音，並將錄音檔案當場密封，載明立遺囑當時的年、月、日，由見證人全體在封縫處一起簽名。	見證人需要兩位以上

資料來源：《好命到終老：預立醫囑、安寧緩和、遺物遺產，善終指引完全指南》，蔡宏斌著（2014年）

圖表 3-2-1）。

上述幾種遺囑的效力，以公證遺囑的證據力最強，最不容易被推翻。當然，立遺囑人想法改變時，可隨時撤回遺囑之全部或一部分。此外，若先後立了兩份以上的遺囑，彼此內容不一致時，其牴觸的部分，前遺囑視為撤回。另，遺囑人在立遺囑後之行為與遺囑有相牴觸者，其牴觸部分，亦視為遺囑撤回。或遺囑人故意破毀或塗銷遺囑，或在遺囑上記明廢棄之意思，其遺囑也視為撤回。

了解如何立遺囑外，還必須要符合以下法律的要件，才算具有法律效力：

1. **關於立遺囑人部分**：立遺囑人要有行為能力，此外未滿十六歲之人不得為遺囑，即使立了也無法律效力。

2. **特留分的相關規定**：遺囑不能違反特留分之規定。

所謂的「特留分」，就是繼承人繼承遺產最低限度的法定應繼分。唯有特留分之外的財產，遺囑人才得以遺囑方式自由處分。若遺囑有侵害特留分之部分，則該部分為無效。

特留分不受被繼承人之遺囑或遺贈之侵害。也就是說，任何人（包括留遺產者）都不能剝奪其法律給予之特留分。例如：父親雖立有遺囑，不留遺產給某個孩子，但

該子女仍可以繼承遺產的特留分。即使父親在遺囑明示，願把全部財產捐給某慈善機構，但其繼承人依然可以主張特留分的權利，參考圖表 3-2-2 與圖表 3-2-3。

圖表 3-2-2　**特留分規定說明**

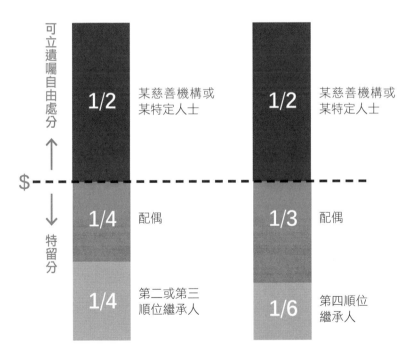

資料來源：《好命到終老：預立醫囑、安寧緩和、遺物遺產，善終指引完全指南》，蔡宏斌著（2014 年）

保單指定受益人的繼承方式

在現代社會中，有些人可能經歷一段以上婚姻，或是有非婚生子女的狀況，為了避免未來子女爭產，除了公證遺囑的方法以外，也有「以保險金來傳給指定受益人」的情形。

依照《保險法》第 112 條規定：「保險金額約定於被保險人死亡時給付於其所指定之受益人者，其金額不得作為被保險人之遺產。所以有指定受益人的情況下，保險金額並非屬被保險人的遺產，自不生繼承人可否主張特留分的問題。」

又依《保險法》第 111 條第 1 款規定，要保人對其保險利益，除聲明放棄處分權外，仍得以契約或遺囑處分之。故要保人以遺囑方式變更受益人時，只是將變更的時點移到死亡時，仍屬於保險契約內容的變更，不能將其當作被保險人遺產，被保險人死亡，則其權利能力即不復存在，無法主張享有保險賠償金的請求權。

在實務上，保險和公證遺囑的優缺點比較，概述如下：

1. **在財產分配方面：**保險的財產分配彈性大，在受益人和分配自由比例都無限制，反觀公證遺囑要以法定財產分配原則為基底，須先將法定特留分留下。

2. **就契約的有效性來說：**保險只要有繳足保費、投保

誠實告知，保單才能保持有效；而公證遺囑須避免
財產計算錯誤、分配不當等情事。

3. **修改方便性**：保單要修改較為方便，在保險公司營
業時間內，最少僅需要一人（要、被保險人同一人）
且不需要費用；公證遺囑要修改需要遺囑人，加上
一位公證人和兩位見證人，並協調大家共同的時間
到法院，較為費力，尚須支付認證或公證費、公證
人差旅（車馬）費用。

4. **保密性**：保險的保密程度高，僅要保人一人知曉內
容；而公證遺囑有四人知道內容。

5. **繼承觀點**：保險的申請與繼承的時程較快捷，但根
據所得基本稅額條例，保險給付想要扣除 3330 萬元
免稅額，須符合一定條件。若不幸事故時，只有「指
定受益人」的死亡保險金，可免納入遺產稅中計算。
且並非所有死亡保險金都能節省到遺產稅，國稅局
是採「實質課稅原則」課稅。

遺產繼承有眉角

關於「遺產繼承」，是指承受被繼承人財產上之一切權

利、義務，也就是無論「債權」或是「債務」都同時繼承。

遺產之繼承，還分為「遺囑繼承」與「法定繼承」兩種。如果被繼承人生前立有遺囑，那麼就依照「遺囑」的內容，決定繼承人及繼承比例（惟不能侵害特留分）。若被繼承人生前未立有遺囑，則依《民法》相關規定，決定誰有繼承權及其應繼分。

圖表 3-2-3　**遺產繼承人之順序與比例**

繼承人類別與順序	財產應繼分
1.配偶 + 被繼承人的直系血親卑親屬（子女）	● 配偶：1/2 ● 直系血親卑親屬：1/2 平均繼承
2.配偶 + 被繼承人的父母	● 配偶：1/2 ● 父母：1/2 平均繼承
3.配偶 + 與被繼承人的兄弟姐妹	● 配偶：1/2 ● 兄弟姐妹：1/2 平均繼承
4.配偶 + 被繼承人的祖父母	● 配偶：2/3 ● 祖父母：1/3 平均繼承
配偶	配偶：全部
完全沒有任何繼承人	剩餘財產歸國庫所有

1. 以配偶健在，
且有一雙子女為例。

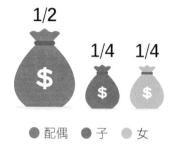

1/2　1/4　1/4

● 配偶　● 子　● 女

2. 以配偶及父母健在，
無子女為例。

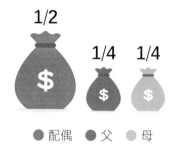

1/2　1/4　1/4

● 配偶　● 父　● 母

3. 以配偶健在，無子女、
父母雙亡，有兄姐妹三人為例。

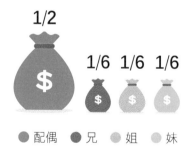

1/2　1/6 1/6 1/6

● 配偶　● 兄　● 姐　● 妹

4. 以配偶健在，無手足子女、
父母雙亡，祖父母健在為例。

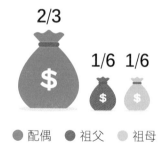

2/3　1/6 1/6

● 配偶　● 祖父　● 祖母

備　　註：上述者不包括夫妻婚後共同財產，配偶在另一方亡故後，可分得婚後共同財產的二分之一，即「剩餘財產分配請求權」，剩下的二分之一才會列入「應繼分」的範圍。
　　　　　同一順序之繼承人有數人時，按人數平均繼承。但法律另有規定者，不在此限。

資料來源：《好命到終老：預立醫囑、安寧緩和、遺物遺產，善終指引完全指南》，蔡宏斌著（2014 年）

關於繼承小提醒

1. 配偶為當然繼承人

根據《民法》第 1138 條規定，配偶為當然繼承人，不屬繼承順序之規範。若父親或母親死亡，所留遺產則由子女和被繼承人之配偶平均繼承（也就是若父親死亡，那麼由子女與母親均分遺產；若母親死亡，則子女與父親均分遺產；若父母親都已死亡，則由子女們共同均分遺產）。若夫妻同時死亡（例如：空難、海難雙亡等），則互相不發生繼承。

2. 關於離婚配偶與同居人的繼承權

已離婚的兩人，在法律上已不存在婚姻關係，當然彼此之間也不存在繼承權；而同居在一起的男女，在法律上並無配偶關係，所以相互之間也不存在繼承權。所以若已離婚者或是同居人，要將遺產留給對方，可於生前預立遺囑，在遺囑中以「遺贈」的方式，把自己擁有的一定財產，於身故後遺贈給對方。

3. 女兒也有繼承權

老一輩的人可能會有只有兒子可以繼承遺產的誤會，然而根據《民法》第 1138 條規定，女兒有同等的繼承權。

4. 胎兒的繼承權

根據《民法》第 7 條規定，胎兒視為已出生，因此當然有繼承權。但還是必須等他確定非死產，才有繼承權或代位繼承權。當胎兒為繼承人時，母親是其法定代理人。

5. 養子女、繼子女、私生子女的繼承權

根據《民法》第 1077 條規定，養子女與養父母及其親屬間之關係，除法律另有規定外，與婚生子女同，所以養子女有繼承權，養子女的子女也有代位繼承權。

一般而言，繼子女並無繼承繼父母遺產之權利。但是，繼子女與繼父母之間若有法律上的收養關係，「繼子女」的法律身分即同「養子女」身分，具有繼承權；相對的，若有收養關係，繼父母也是繼子女遺產的第二順序繼承人。

至於被繼承人之私生子女，因為是直系「血親」卑親屬，當然也有繼承遺產的權利。

6. 若兄弟姊妹中有人死亡，則由孫子女繼承其應繼分

第一順序之繼承人，若兄弟姐妹中有人已死亡或喪失繼承權，那麼就由其子女（也就是孫子女）代位繼承其應繼承之遺產。

根據 2009 年 6 月 12 日新修正之《民法》繼承篇及其施行法，遺產繼承制度為「概括繼承、限定責任為原則，

拋棄繼承為例外」，如此修正便可避免有人因親人身故，莫名繼承了大筆債務的情形發生。

繼承前請注意！

親人亡故後，家屬也許並不清楚其遺產狀況，或有其他隱藏的債務產生。但是，這畢竟關係著繼承人與債權人的權益。因此，繼承人對於被繼承人的遺產，負有清算義務。

遺產清算有「法院清算」與「自行清算」兩種情形，一般建議採取「法院清算」方式繼承親人遺產，這樣不僅可避免舉證困難，也不用擔心日後發生債權人追討索償，及可能負擔損害賠償等責任。即使親人留下的遺產都是債務時，也能獲得第 1148 條保障，不會侵害到繼承人原有的財產。

拋棄繼承請注意！

1. 必須於知道得繼承之時起三個月內，檢具相關書面資料，向被繼承人死亡時之戶籍所在地法院，辦理聲請拋棄繼承。

2. 應以書面通知因你拋棄而應為繼承之人，以避免親人因疏忽而意外繼承了一筆債務！

圖表 3-2-4　在法律上，繼承有以下三種形式

概括繼承	限定繼承	拋棄繼承
概括承受被繼承人財產上之一切權利、義務。	僅以遺產償還被繼承人之債務。不足部分，繼承人不需要以自己財產清償；如有剩餘，則由繼承人繼承。	拋棄繼承被繼承人所有遺產之權利。

資料來源：《好命到終老：預立醫囑、安寧緩和、遺物遺產，善終指引完全指南》，蔡宏斌著（2014 年）

財產信託──預立遺囑外選項

中國人常說：「養兒防老」，但是隨著時代變遷，現在「啃老族」人口可能都還大於孝親族。此外，不婚不生的人也愈來愈多，你是否會擔心自己老後錢不夠用，無法過得悠閒自在；擔心子女會爭產，或擔心先把財產過繼給子女後，從此成為子女不聞不問的孤獨老人；或是子女未來可能得繳納高額遺產稅？

其實，除了前面介紹的預立遺囑方式處分財產外，「財產信託」也是個不錯的選項。

所謂的「信託」，簡單來說，就是你將財產權委託給受託人（通常是銀行或是保險公司），請他依照你的意思，管理或處分這些財產。信託分有「他益信託」跟「自益信託」兩種，差別就在於受益人是他人或是你自己。

對於現代人來說，「自益信託」是個挺合適的選項，你可以選擇兼具退休安養及移轉贈與的信託，等到生命終了時，再把「用剩的」分給子女，如此不僅可掌握財產控制權，又可規避大量移轉財產所產生的贈與稅。

如果以信託的種類來說，大致可分為遺囑信託、安養信託、子女保障信託和保險金信託四種。有些人為了避免

身後子女因為遺囑而對簿公堂，會以符合民法預立遺囑的方式來做遺囑信託，缺點是如果遺囑發生爭議，就無法執行，比如像是婚姻關係與婚生子女關係較複雜的時候，或是立遺囑人的未成年子女有精神狀況或無行為能力時。

在台灣步入超高齡社會的今日，安養信託可以指定自己或想照顧的家人（如高齡獨居、重度失智的長輩）為受益人，可約定定期給付生活費、醫療費等項目。信託的監察人，可以是本人或是信任的第三方擔任。若是獨居老人，可尋求社福團體，如中華民國老人福利推動聯盟擔任監察人。

子女保障信託適用於父母擔心發生意外無法照顧未成年子女，或是未成年子女為身心障礙的狀況，可以運用每年 220 萬元贈與稅與免稅額度贈與子女，達到節稅的效果。

保險金信託也適用於前述狀況，或要保人擔心保險金被挪用，還是希望指定受益人以保險金專款專用的方式來使用，當保單上之保險受益人有多位時，可以只針對有信託需求者辦理保險金信託。

財產信託這樣做

1. 以電話、網路或至各家銀行分行向理財顧問詢問。
2. 選擇適合自己的商品（建議：採取信託期間每月返

還委託人固定金額作為養老生活費用，到期後剩餘信託資產可贈與他人）。

3. 洽談契約與委任內容，並進行簽約。

請注意！信託委任人可以是個人（律師、會計師或親友），也可以是信託業者（銀行）。選擇親友或許是最可信任且便宜的方式（也許不收費），但有可能因為各種因素導致無法徹底執行。選擇專業的信託業者會有手續費及管理費，但相對來說執行力較強。

信託契約應記載內容

1. 委託人、受託人及受益人之姓名、名稱及住所：若是自然人應詳列姓名、身分證字號、地址，如果是法人則應列出負責人、公司統編，住所以可通知為準。

2. 信託目的：載明委託人信託的原因，跟欲達成之目的。

3. 信託財產的種類、名稱、數量及價額：如果信託財產是金錢，則要載明幣別及金額，如果是房屋，則要詳列門牌號碼。

4. 信託存續期間：如自簽約日起為期○年，到民國○○年○月○日止。

5. 信託財產管理及運用方法：明定受託人就信託財產的管理方式及運用範圍。

6. 信託收益計算、分配之時期及方法：信託利益如何計算，何時分配及如何移轉信託利益。

7. 信託關係消滅時，信託財產之歸屬及交付方式：如為金錢信託，可明定信託關係消滅時信託資產移轉存入的帳號。

8. 受託人之責任。

9. 受託人之報酬標準、種類、計算方法、支付時期及方法：應包含受託人信託開始、期間、提前終止、到期可能收取之費用。

10. 各項費用之負擔及其支付方法：因信託契約、財產管理、信託利益分配、信託之執行所衍生而出的費用。

11. 信託契約之變更、解除及終止事由：包含契約會解除及終止之情況、契約可變更事項，及契約變更之方式及須填寫文件。

12. 簽訂契約日期。

13. 其他法律或主管機關規定之事項。

保障老年失智者權益必知

　　根據內政部 2018 年統計，台灣 65 歲以上人口達 343 萬人，約占總人口數的 14.6%，顯見台灣已正式邁向高齡化社會。而高齡化社會第一個要面對的，就是健康問題，尤其是近年來國人特別重視的「失智症」。

　　大部分的「輕度」失智症患者，在生活上多能自理，但是判斷力卻會下降，若遇上近年來常見的詐騙集團，可能會因此受騙上當；甚至也曾有過被親人非法轉移財產，進而失去生活依靠的案例。

　　是故，為了保障輕、中度失智者的權益，立法院於 2008 年通過《民法》修正案，將「禁治產宣告」改名為「監護宣告」，並增設「輔助宣告」制度，限制輕、中度失智者，須在輔助人同意下才能從事某些行為（例如辦信用卡、當保證人等），且聲請監護的家屬範圍也擴大至四親等內（堂表兄弟姐妹）。此外，最近一年內有同居事實之其他親屬、檢察官、主管機關或社會福利機構，也都可以幫忙申請，以保障失智者權益，還可減輕其家人心理上負擔，因為不用擔心會有「不明債務」產生。

　　2019 年 5 月 24 日，立法院三讀通過「民法部分條文

修正草案」（意定監護），讓法定監護制度更往前推進一步。監護宣告或輔助宣告制度，是在當事人失能後，由法院裁定監護人。執行多年下來發現過程費時，法官要找符合受監護人最佳利益之指定監護人時，需要層層調查，甚至找不到合適受任人，甚至發生有家庭不服指定，而衍生訴訟問題，此外，舊有監護制度也無法充分符合受監護人意願。

　　所謂的「意定監護」，是讓還沒有失智、失能的人（意即能力還健全的時候），可預先以契約方式和受任人約定，當自己發生符合《民法》規定意思表示能力受限時，由法官指定這位受任人為自己的監護人，讓本人意願能更完善的被保障。

此次意定監護修法之重要內容

1. 明定意定監護或受任人得為監護宣告之聲請人；並增訂輔助人及利害關係人亦得為聲請人。

2. 明定意定監護契約之定義，並規定受任人為數人時，除約定為分別執行職務外，應共同執行職務。

3. 意定監護契約之訂立、變更採要式方式，須經由公證人做成公證書始為成立，且於本人受監護宣告時，始發生效力。

4. 意定監護優先於法定監護。

5. 監護宣告前，本人或受任人得隨時撤回；監護宣告後，本人有正當理由，得聲請法院許可終止之；受任人有正當理由，得聲請法院許可辭任其職務。

6. 意定監護人如有明顯不適任之情事，法院得另行選定或改定監護人。

7. 意定監護人之報酬，若當事人已約定者，自應依其約定；當事人若未約定，得請求法院酌定之。

8. 前後意定監護契約有相牴觸者，視為本人撤回前意定監護契約。

9. 意定監護契約約定受任人執行監護職務不受第 1101 條第 2 項、第 3 項有關監護人處分財產之限制者，從其約定。

圖表 3-2-5　意定監護怎麼做？

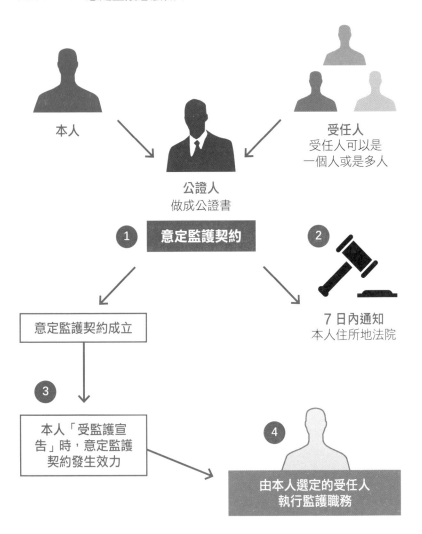

圖表 3-2-6　意定監護與法定監護比較表

意定監護	異同點	法定監護
本人意思能力尚健全時，由本人與受任人約定。於本人受監護宣告時。由受任人擔任其監護人。（第 1113 條之 2）	監護人之產生	本人喪失意思能力而受監護宣告時，由法院依職權為監護人之選定（第 111 條）
不限於《民法》第 1111 條所定範圍內之人選。（第 1113 條之 2）	監護人之人選	限於《民法》第 1111 條所定範圍內之人。法院就配偶，四親等內之親屬，最近一年有同居事實之其他親屬，主管機關，社會福利機構或其他適當之人選定。（第 1111 條）
意定監護契約之受任人得為一人或數人；其為數人者，除約定為分別執行職務外，應共同執行職務。（第 1113 條之 2）	監護人之執行職務	法院選定數人為監護人時，得依職權指定其共同或分別執行職務之範圍。（第 1112 條之 1）
意定監護契約得約定報酬或約定不給付報酬。未約定者，監護人得請求法院按其勞力及受監護人之資力酌定之。（第 1113 條之 7）	監護人之報酬	監護人得請求報酬，其數額由法院按其勞力及受監顏護人之資力酌定之。（第 1113 條準用第 1104 條）
意定監護契約可約定受任人執行監護職務不受《民法》第 1101 條第 2 項及第 3 項之限制。（第 1113 條之 9）	監護人處分財產之限制	監護人處分財產受《民法》第 1101 條 第 2 項及 第 3 項之限制。 代理受監護人購置或處分不動產或居住之建築物或其基地出租，供他人使用或終止租賃下列行為。非經法院許可，不生效力：不得以受監護人之財產為投資。（第 1113 條準用第 1101 條）

資料來源：法務部公告

圖表 3-2-7　如何辦理監護宣告、輔助宣告

本人、配偶、四親等內之親屬、最近一年有同居事實之其他親屬、檢察官、主管機關或社會福利機構福利機構。

申請

受監護宣告之人住所地之法院

聲請人須表明其原因、事實及證據，並提出診斷書、受監護宣告之人及聲請權人之戶籍謄本＋申請費用 1,000 元

法院安排醫院鑑定，費用 3,500 至 20,000 元不等

裁定監護宣告

· 意定宣告：受監護宣告之人無行為能力。
· 法院會指定一人或數人為監護人，並同時指定會同開具財產清冊之人。

裁定輔助宣告

· 裁定輔助宣告。
· 從事消費借貸、保證、信託，當法人的負責人，訴訟行為，為財產的處分，為遺產贈與、拋棄繼承或其他相關權利，需經「輔助人」同意。
· 法院會指定一人或數人為輔導人，並同時指定會同開具財產清冊之人。
· 輔助宣告的對象限於成年人及未成年已婚者。

備　　註：法院認為聲請未達監護宣告之標準，或受監護之原因消滅而仍有輔助之必要者，得依職權變更為輔助宣告。

資料來源：《好命到終老：預立醫囑、安寧緩和、遺物遺產，善終指引完全指南》，蔡宏斌著（2014 年）

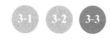

設計自己的「好活與安老筆記本」

　　理想的善終是什麼？如果到了那一天，還有什麼放心不下的？本書閱讀至此，相信讀者對於生命議題已經有些想法與了解。

　　從前述的各個案例中，我們看到如果在狀態良好時及早思考並做好規劃，當意外發生或面臨人生最後階段時，才不致慌亂而無措。因此，希望讀者們把這些重要想法與決定留下紀錄。

　　可以透過預立醫療照護諮商，完成你的預立醫療決定；除了醫療項目外，還有許多重要的囑託，建議你可以著手開始製作一本最符合自身狀況與需求的「好活與安老筆記本」。

　　藉由爬梳過這些重要議題，做好生前整理，讓自己能夠坦然而順遂地走向終點，也能讓家人在面對喪親之痛

時，不至於為了籌備後事，或是擔心安排是否符合往生者
意願而不知所措。

走筆至此，藝人高以翔在錄製節目過程猝逝的新聞傳
來，生命毫無預警的終止在 35 歲正盛放的壯年，感嘆命運
無常之餘，也更顯得這筆記本製作的必要。

建議可以列印隨身攜帶，或放在家裡常用櫥櫃中、保
存在自己的書桌抽屜裡（以下建議與提醒，均可參照個人
實際狀況進行調整）。

Step1. 就從拿出一本喜歡的筆記本開始！

好活與安老筆記本封面，或可開立一個電子檔案列印。

Living &
Ending note

好活與安老
筆記本

簽名：○○○
更新日期：　年　月　日

Step2. 簡要的自我介紹與聯絡人

關於我，與我的聯絡人：

關於我 ————

我的名字是 ＿＿＿＿　　出生於 19__年__月__日__ 血型：__

聯絡電話：＿＿＿＿＿＿＿＿　　手機：＿＿＿＿＿＿＿＿

戶籍地址：＿＿＿＿＿＿＿＿＿＿＿＿＿＿＿＿＿＿＿＿

通訊地址：＿＿＿＿＿＿＿＿＿＿＿＿＿＿＿＿＿＿＿＿

緊急聯絡人是 ＿＿＿＿＿＿

聯絡電話：＿＿＿＿＿＿＿＿　　手機：＿＿＿＿＿＿＿＿

Step3. 繪製親族關係表

關於我，與我的親人：

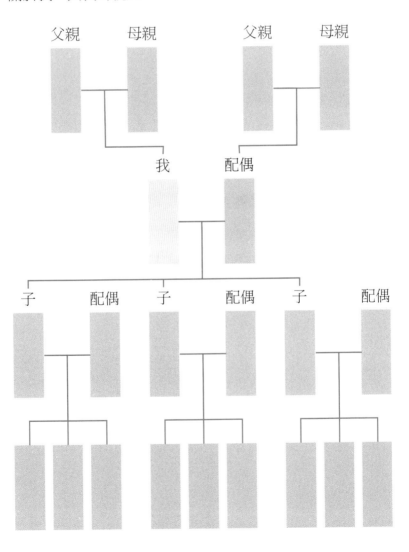

Step4. 寫下自己的願望清單

關於我，與我的願望清單：

在仍有意識和餘力時，請醫師協助規劃我的安寧緩和醫療計畫，讓我能夠善用最後時間，完成以下心願：

☐ ＿＿＿＿＿＿＿＿＿　　☐ ＿＿＿＿＿＿＿＿＿

☐ ＿＿＿＿＿＿＿＿＿　　☐ ＿＿＿＿＿＿＿＿＿

Step5. 萬一發生意外或重病，可以協助的親友

如果有一天我發生意外事故、急重病或是嚴重失智，處於昏迷、接近臨終或往生，請協助聯繫以下親友：

☐住院時聯繫　☐葬儀時聯繫

姓名：＿＿＿＿＿＿＿　　與我的關係：＿＿＿＿＿＿＿

電話：＿＿＿＿＿＿＿　　手機：＿＿＿＿＿＿＿

地址：＿＿＿＿＿＿＿＿＿＿＿＿＿＿＿＿＿＿＿＿

☐住院時聯繫　☐葬儀時聯繫

姓名：＿＿＿＿＿＿＿　　與我的關係：＿＿＿＿＿＿＿

電話：＿＿＿＿＿＿＿　　手機：＿＿＿＿＿＿＿

地址：＿＿＿＿＿＿＿＿＿＿＿＿＿＿＿＿＿＿＿＿

Step6. 規劃自己未來的醫療方式

如果有一天因為意外、疾病造成傷害，預先規劃自己想要的醫療方式，也是對親友的最後體貼。

1. 當我發生意外失去意識，處於植物人狀態或昏迷接近臨終，經過兩位專科醫師的判斷，認為康復到神智清楚的機會很低，甚或康復了也可能造成腦部或身體功能永遠喪失時，我想要的醫療安排是：

☐ 我想借助所有可能的醫療方法維持生命

☐ 我想嘗試治療，若評估無效則停止，容許自然死亡

☐ 我只接受較沒有侵入性的治療，容許自然死亡

☐ 我只希望接受安寧緩和醫療，容許自然死亡

☐ 我不同意施行心肺復甦術，容許自然死亡

☐ 請洽我的醫療委任代理人（＿＿＿＿＿＿、＿＿＿＿＿＿）

☐ 同意器官捐贈　☐ 同意大體捐贈（器官不堪使用時）

☐ 同意大體捐贈

☐ 其他

2. 當我患有癌症或末期疾病，生命可能只剩下數週，且已

經無法自行決定，經過兩位專科醫師的判斷，認為康復的
機會很低，甚或康復也可能造成腦部或是身體功能永遠喪
失時，我想要的醫療安排是：

☐ 我想借助所有可能的醫療方法維持生命

☐ 我想嘗試治療，若評估無效則停止，容許自然死亡

☐ 我只接受較沒有侵入性的治療，容許自然死亡

☐ 我只希望接受安寧緩和醫療，容許自然死亡

☐ 我不同意施行心肺復甦術，容許自然死亡

☐ 請洽我的醫療委任代理人（＿＿＿＿＿、＿＿＿＿＿）

☐ 同意器官捐贈　☐ 同意大體捐贈（器官不堪使用時）

☐ 同意大體捐贈

☐ 其他

3. 當我腦部退化，造成嚴重的失智，經過兩位專科醫師的
判斷，雖然身體的狀況還沒有到末期，但是已經沒辦法感
受與思考，我想要的醫療安排是：

☐ 我想借助所有可能的醫療方法維持生命

☐ 我想嘗試治療，若評估無效則停止，容許自然死亡

☐ 我只接受較沒有侵入性的治療，容許自然死亡

☐ 我只希望接受安寧緩和醫療，容許自然死亡

☐ 我不同意施行心肺復甦術，容許自然死亡

☐ 請洽我的醫療委任代理人（＿＿＿＿＿、＿＿＿＿＿）

☐ 同意器官捐贈　☐ 同意大體捐贈（器官不堪使用時）

☐ 同意大體捐贈

☐ 其他

4. 我想要在這個地方接受安寧緩和療護

☐ 居家安寧（在自己家中）

☐ 住院安寧

☐ 社區安寧（長期照顧機構）

☐ 其他

Step7. 規劃自己與世界告別的方式

這是我人生的最後謝幕，請協助我完成這幾項心願……

入殮時想穿的服裝

我想要的告別方式

發訃文

☐ 否

☐ 是（只限親戚）　☐ 是（只限親近的親友）　☐ 是（不限）

希望採用的告別儀式

☐ 不舉辦

☐ 佛教　☐ 道教　☐ 天主教　☐ 基督教　☐ 其他

其他（告別式的規劃細節：靈堂布置主題、手尾錢的分配、是否宣讀遺言、座右銘、生命故事簡介等）

我想要的安葬方式

☐ 土葬

火化後　☐ 納骨塔　☐ 樹葬　☐ 花葬　☐ 海葬　☐ 植存

☐ 其他

我想要的紀念方式（例如：墓誌銘的內容、每年忌日的紀念願望）：_____

Step8. 說明其他個人資料與遺物處理方式

很抱歉，我先離開了……

我的遺產和遺物，就麻煩幫我處理：

我的書

我的寵物

我的……（更多物品）

遺書，放在 _____

1. 相關個人資料

手機門號

電信商：_____　　門號：_____

電信商：_____　　門號：_____

網路帳號

E-mail：_____　　E-mail：_____

Line 帳號：_____　　Skype 帳號：_____

Facebook 帳號：_____　　IG 帳號：_____

其他交代事項（包括寵物、寶物或其他帳密等）

名稱：＿＿＿＿＿＿＿＿＿　　密碼：＿＿＿＿＿＿＿＿＿＿＿

名稱：＿＿＿＿＿＿＿＿＿　　密碼：＿＿＿＿＿＿＿＿＿＿＿

名稱：＿＿＿＿＿＿＿＿＿　　密碼：＿＿＿＿＿＿＿＿＿＿＿

2. 相關財產與財務資料

銀行帳戶

開戶銀行：＿＿＿＿＿＿＿＿＿　　分行名稱：＿＿＿＿＿＿＿

帳號：＿＿＿＿＿＿＿＿＿＿＿＿＿＿＿＿＿＿＿＿＿＿

提款卡：□ 無，□ 有，放在 ＿＿＿　提款卡密碼：＿＿＿＿＿

網路銀行：□ 無，□ 有

開戶銀行：＿＿＿＿＿＿＿＿＿　　分行名稱：＿＿＿＿＿＿＿

帳號：＿＿＿＿＿＿＿＿＿＿＿＿＿＿＿＿＿＿＿＿＿＿

提款卡：□ 無，□ 有，放在 ＿＿＿　提款卡密碼：＿＿＿＿＿

自動轉帳支付：□ 水費　□ 電費　□ 電話費　□ 其他

銀行名稱：＿＿＿＿＿＿＿＿＿＿＿＿＿＿＿＿＿＿＿＿＿＿

帳號：＿＿＿＿＿＿＿＿＿＿＿　　密碼：＿＿＿＿＿＿＿＿＿

證券帳戶

證券公司名稱：_____　　聯絡人：_____

聯絡方式：_____　　電話 /e-mail：_____

開戶銀行：_____　　分行名稱：_____

帳號：_____　　密碼：_____

證券公司名稱：_____　　聯絡人：_____

聯絡方式：_____　　電話 /e-mail：_____

開戶銀行：_____　　分行名稱：_____

帳號：_____　　密碼：_____

信用卡

信用卡發行銀行：_____　　卡號：_____

信用卡發行銀行：_____　　卡號：_____

信用卡發行銀行：_____　　卡號：_____

借款

借貸對象：_____　　聯絡方式：_____

借貸金額：_____　　擔保品、保證人：□ 無，□ 有：_____

尚未清償金額：_____（　年　月　日，現在）

當保證人

主債務人：＿＿＿＿＿＿＿　聯絡方式：＿＿＿＿＿＿＿＿

債權人：＿＿＿＿＿＿＿　聯絡方式：＿＿＿＿＿＿＿＿

借貸金額：＿＿＿＿＿＿＿　保證日期：＿＿＿＿＿＿＿＿

醫療險、壽險契約，☐ 無

☐ 有，保險公司名稱：＿＿＿＿＿＿＿　聯絡人：＿＿＿＿＿

放在 ＿＿＿＿＿＿＿＿＿＿＿＿＿＿＿＿＿＿＿＿＿＿＿＿＿

☐ 有，保險公司名稱：＿＿＿＿＿＿＿　聯絡人：＿＿＿＿＿

放在 ＿＿＿＿＿＿＿＿＿＿＿＿＿＿＿＿＿＿＿＿＿＿＿＿＿

生前契約，☐ 無

☐ 有，委任公司名稱＿＿＿＿＿＿＿　聯絡人：＿＿＿＿＿

放在 ＿＿＿＿＿＿＿＿＿＿＿＿＿＿＿＿＿＿＿＿＿＿＿＿＿

房產地契，☐ 無

☐ 有，放在 ＿＿＿＿＿＿＿＿＿＿＿＿＿＿＿＿＿＿＿＿＿

印鑑，☐ 無

☐ 有，放在 ＿＿＿＿＿＿＿＿＿＿＿＿＿＿＿＿＿＿＿＿＿

Step9. 寫下感恩與感謝

回首自己的過去、現在，我想要留給親友們與這個世界的
話語……還有曾經最美好的樣子：
例：親愛的大家，別為我哭泣……

_____

_____

_____

請記得我最美好的樣子（遺照）

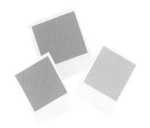

第四章

預做準備，當我離開後……

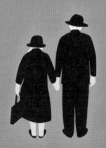

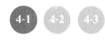

最後的尊嚴——臨終急救與處理

　　66 歲的陳老師有高血壓病史，在十年前發現早期子宮頸癌症，經過手術與完整電療和化療之後，已經五年沒有復發。而經歷一場大病之後，她也發願到醫院擔任志工，並響應器官與大體捐贈活動，在半年前就已簽下器官捐贈同意書。

　　擁有一對兒女的陳老師，兒子是名醫師，女兒因懷孕時發生妊娠毒血症[1]，順利生產後就接受腹膜透析，登記了腎臟移植。有次，陳老師在醫院擔任義工時突然昏厥、身體顫抖，馬上被送到急診室診治，醫師先幫她做保護性氣管插管，經電腦斷層檢查發現有自發性腦出血，轉入腦中風加護病房繼續照顧。

　　兒女們趕到醫院參加家庭會議，由主治醫師說明目前的治療狀況，由於陳老師是大面積腦出血，恐怕無法脫離

呼吸器，也無法醒來，因此主治醫師詢問病人在清醒前是否談過不施行心肺復甦術（DNR），以及未來是否考慮接受氣切手術，並轉到呼吸照顧中心繼續照護。

兒子回想母親曾說過，不要在維生醫療設備下苟延殘喘、延長痛苦。但母親沒有簽 DNR 意願書或預立安寧緩和暨維生醫療抉擇意願書，因為她希望有機會把腎臟捐給自己女兒，醫師說若是簽了 DNR 的文件就不能進行手術⋯⋯陳老師還交代，癌症病人要捐大體的限制很多，如果可以的話，要把身上有用的組織都捐贈出去。

儘管期待奇蹟出現，但過了兩個星期，陳老師開始出現心律不整，電擊過後，陳老師的兒女決定忍痛放棄急救，並簽下器官捐贈同意書，只是陳老師等不及腦死判定就已往生，最後捐出皮膚與眼角膜。令人感到欣慰的是，陳老師遺愛人間且面容安詳。

甚至家人也因為陳老師的遺愛而受益。原來；因為陳老師的器捐大愛，讓女兒的腎臟移植排序也大幅提前，短

註 1：妊娠毒血症又稱子癇前症，是指孕婦本身沒有高血壓，到了懷孕後期血壓才升高，加上合併有蛋白尿的情形，就可稱為患有子癇前症。少數病人會發生腎臟衰竭的現象，需要透析治療。

短一個多月，已經接獲三次電話通知，第三次終於配對成功，即將接受移植手術。

　　在媒體新聞中，或電影、電視劇中，常會看到昏迷很久的病人身上插滿各式各樣粗細不一的管子，獨自躺在加護病房的畫面。依照古典醫學的定義，「心臟跳動」就代表人還活著。但是隨著醫療技術進步，依靠機器運轉雖然能使心臟持續跳動，但這樣躺著，真的算是「活著」嗎？

　　根據加護病房的資料統計，一個依照自然病程，五至七天便會自然死亡的病人，若已呈現多重器官衰竭，使用維生醫療延長三十天生命，則相對的會失去救助其他六條生命的機會。

　　換個角度想，如果躺在病床上的人換成自己或是親人，你會願意嗎？

臨終急救的種類

　　當因重大意外或是重病，導致生命即將走到盡頭或生命徵象消失時，你會接受哪些臨終急救？我們常聽報導，

「某某人因葉克膜關係，撿回一命⋯⋯」，甚至「有家屬哭求醫院，找『葉醫師』救自己的家人一命⋯⋯」，大家似乎耳熟能詳，但又有多少人真正知道「葉克膜」是什麼、何時使用，又會帶來什麼後果？

我們先來談談，所謂的「臨終急救」，一般可以分為以下幾個種類：

一、心肺復甦術（CPR）

一般人最常聽到的「心肺復甦術」，是指對臨終末期病人所做的標準急救程序。雖然在心肺復甦術的搶救下，有15%的病人得以存活；但根據證據顯示，心肺復甦術無法讓多數重症末期病人的身體功能恢復到先前的水準，且若是患有多重病症，或是無法自理行動的病人，存活率更低於2%。

此外，「成功的」心肺復甦術可能造成包括：肋骨骨折、胸部電擊灼傷、腦部受損、身體機能退化、無法恢復意識、必須依賴維生機器度日等等可能的後果。

二、維生醫療

意指用以維持末期病人生命徵象，但無治癒效果，只

能延長其瀕死過程的醫療措施。可能包含：

1. 氣切（氣管切開術）：將氣管在頸部的位置切開一個洞，可以流通外界空氣，也可避免意識昏迷者的口腔分泌物嗆入肺部，同時做為長期抽痰使用。

2. 透析治療（洗腎）：分為「血液透析」和「腹膜透析」兩種，在血液透析中，病人全身的血液必須流經一台機器，「洗淨」血中雜質，再將乾淨的血送回病人體內。透析的過程有時會讓病人感覺不適甚或精疲力竭，也常會伴隨有噁心、盜汗、頭暈、心跳加速、昏厥等現象。

3. 呼吸器：當病人無法自行呼吸時用來協助呼吸的機器，連接機器的軟管會從嘴巴置入直通氣管，利用機器將空氣打進肺部。對於可能會拔掉管子的病人，通常需要綁住雙手，或是注射鎮靜劑，避免因意外拔管而造成危險。

4. 人工營養與流體餵養：以一根能裝載流質食物的塑膠管，經由鼻腔直接插入胃或腸子。但對於末期的病人來說，太多的營養可能造成病人不適，且若對身體功能逐漸停擺的病患強迫灌水（靜脈輸液），累積的水分反而會讓病人感到不適。

5. 抗生素：末期病患常會反覆發生經常性肺炎，此時便會使用抗生素治療。藥物雖然可能暫時有效，但無法根

治持續惡化的基本問題。

6. 血液製品輸注（輸血）：當病人血紅素過低、血小板低下，或是有凝血功能障礙時，分別給予濃縮紅血球、血小板，或是新鮮冷凍血漿與凝血因子的輸注治療，可能延長病人數天時間，但若其病因無法治癒，會繼續出血或身體出現瘀青及血斑。過度輸血有可能發生肺水腫或是輸血過敏反應。

7. 葉克膜（ECMO）體外維生系統：葉克膜是一台取代或輔助心肺功能，使身體器官能得到充足的氧氣與血液灌流的機器，可能引起的併發症包括：形成血栓或出血，感染時甚至會引起敗血症或敗血性休克。而機械性幫浦運轉也可能引起溶血症狀，肢體末端也會因動脈插管造成的缺血而需要截肢，其他還會造成心肌的傷害或肺水腫等。

葉克膜僅可以維持病人的心肺功能，但不能治病，生命末期病人使用葉克膜僅是延長死亡的過程，病人仍會死於原本罹患的疾病，或因葉克膜導致的併發症。在台大醫院的研究顯示，如果使用葉克膜超過 14 天，病人的臨床問題仍無法改善時，醫療團隊就應該與病人家屬討論未來的治療計畫，避免最後成為對病人無益的治療。

在《安寧緩和醫療條例》所提到的維生醫療，是指對

臨終病人的無益醫療，和《病人自主權利法》中所提的維持生命治療，是對病人有益的醫療並不相同，雖然在醫療技術上同樣可以使用這七種方法，但是仍要依照病人的自主意願、醫病共同決策與臨床實際情況來做妥善處置。

圖表 4-1-1　**維持生命治療 VS. 維生醫療，兩者法源依據不同**

病人自主權利法	安寧緩和醫療條例
維持生命治療： 指心肺復甦術、機械式維生系統、血液製品、為特定疾病而設之專門治療、重度感染時所給予之抗生素等任何有可能延長病人生命之必要醫療措施。 **人工營養及流體餵養：** 指透過導管或其他侵入性措施餵養食物與水分。	**維生醫療：** 用以維持末期病人生命徵象，但無治癒效果，而只能延長其瀕死過程的醫療措施。 **心肺復甦術：** 指對臨終、瀕死或無生命徵象之病人，施予氣管內插管、體外心臟按摩、急救藥物注射、心臟電擊、心臟人工調頻、人工呼吸等標準急救程序或其他緊急救治行為。

資料整理：蔡宏斌

器官捐贈遺愛人間

「器官捐贈」是指一個個體把自身可用的器官，經由手術移植到另一個器官衰竭的病人身上，使他們能夠因得到這個器官而延續生命，並改善生活品質；一般還可細分為「活體器官捐贈」與「屍體器官捐贈」兩類。

所謂的「屍體器官捐贈」，顧名思義，是指當一個人不幸腦死時，把自己身上良好的器官或組織，無償捐贈給器官衰竭急需移植的患者；而「活體器官捐贈」則是指一個健康的成年人，願意在不影響自身的健康及生理功能的原則下，捐出自己的一部分器官或組織，提供親屬或配偶做為器官移植。

若是罹患實體癌症（solid tumors）的癌症病人，可以允許以屍體器官捐贈的方式，捐出眼角膜或皮膚組織。但若是罹患血液性癌症，如白血病（leukemia）、淋巴癌（lymphoma）及多發性骨髓瘤（multiple myeloma），則不可以做器官捐贈。

癌症病人如果經過完整治療五年以上，確認沒有復發或癌症轉移，則可以成為器官受贈者，因為在移植後給予免疫抑制藥物時，可能會誘發癌症復發或轉移，也因此沒

有完治的癌症病人，原則上不會列入移植等候名單之中。

　　你有沒有想過，在離開人世後，能夠以不一樣的形式幫助其他的生命呢？若有意願往生後捐贈器官，可先洽詢社團法人器官捐贈移植登錄中心，或在各大推廣醫院索取器官捐贈同意書，簽署註記在健保卡中。

　　當然，如果改變主意，也依然可以至原單位撤銷。如果你在許久之前就已申請過「器官捐贈同意卡」，請隨身攜帶，或是重新申請註記在健保卡中，以防萬一發生時，親友能理解你的心願。

　　依照《人體器官移植條例》規定，病人若有意願且於健保卡註記願意器官捐贈，即具有法律效力；若未曾以書面表示，則由最近親屬以書面同意行使，且最近親屬之書面同意不得與死者生前明示之意思相反。當最近親屬意思表示不一致時，依法條規定，決定順序為：配偶、直系血親卑親屬、父母、兄弟姐妹、祖父母、曾祖父母或三親等旁系血親、一親等直系姻親。

　　但在台灣民情上，家族中最有決定性地位的人，往往並非法律上的第一順位，所以，若有遺愛人間的想法，除了及早完成簽署與註記，也別忘記和家人說明與溝通。

　　台灣等待器官捐贈一直是在公平、公正的平台進行登

錄及分配，依疾病嚴重程度、組織符合抗原配對、地區等因素進行排序，以正在等候器官且符合醫學考量為前提。

值得一提的是，在日劇《死之臟器》中，有把早期腎臟癌症病人的腎臟切除後，摘掉腫瘤後加以縫合，再移植入等待捐腎病人的體內的情節，稱之為「病腎移植手術」，但是這樣的狀況在台灣不會發生！

日本透析人口約三十萬人，在 2015 年已經由厚生勞動省核定「有限度臨床試驗病腎移植手術」，又稱為「修復腎移植」，通常捐贈的腎臟是有癌症切除後修補過的腎臟，不是健康的腎臟。在台灣如果做病腎移植手術，可能受贈者的本人或家屬會對醫院及醫師提出訴訟，台日的國情還是不同！在台灣，不管是屍腎或是活體腎移植，都要健康的腎，等待期大約 10 年。

腦死捐贈及心死捐贈

醫學史上最早的器官移植，是來自心臟停止死亡後器官捐贈的病人。但自從 1968 年，美國哈佛大學醫學院發展出腦死判定的程序之後，由於腦死後器官捐的效果更好、一次可以移植的器官更多，幾年內就取代了傳統心臟停止死亡後器官捐贈之作法。

圖表 4-1-2　心臟停止死亡後器官捐贈流程圖

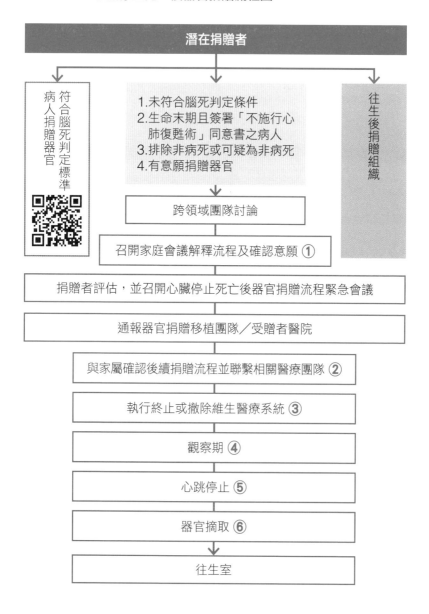

①
- 與家屬說明撤除維生醫療系統後觀察期至心跳停止前，若溫缺血時間超過 120 分鐘，將取消捐贈器官。
- 若無法進行器官捐贈，家屬是否同意往生後捐贈組織。
- 告知需放置動脈導管監測病人生命徵象的變化，過程中會執行麻醉減少痛苦。
- 確認病史及是否為傳染病高危險群（如：HIV 帶原、藥癮、血友病、多重性伴侶、曾服刑等）。

②
- 原醫療團隊與家屬確認撤除維生醫療系統時間，器官勸募團隊與家屬溝通捐贈流程。
- 安排家屬與病人告別的時間。
- 聯繫相關醫療團隊預定進行器官摘取時間並待命。

③
- 於手術室執行終止或撤除維生醫療系統。
- 記錄終止或撤除維生醫療系統時間。

④
- 依各器官移植團隊擬定撤除管路後至心跳停止觀察期，於收縮壓（SBP）$\leqq$ 50mmHg 開始計算溫缺血時間（warm ischemic time, WIT），若超過各器官之觀察時間，則停止心臟停止死亡後器官捐贈流程。

  ※ 提醒事項：
- 各器官參考時間：肺臟：1 至 2 小時，肝臟：0.75 小時，腎臟：2 小時。
- 在撤除維生醫療系統後，可能因心跳停止前過久的休克而不適合捐贈，須向家屬說明原由，並提供適切的服務與關懷；若原有組織捐贈意願，待病人往生後再送入開刀房進行摘取。

⑤
- 記錄第一次心跳停止時間，確認無收縮性心搏至少 5 分鐘後，記錄第二次心跳停止時間並宣判死亡。原診治醫師開立死亡診斷書，並完成病歷紀錄。
- 手術前執行 Timeout（含書面報告之再確核）。

⑥
- 執行器官摘取手術。
- 屍體護理；器官摘取團隊向家屬致意。

資料來源：台大醫院器捐勸募小組，蔡宏斌整理

　　由於人口老化，醫療科技發達，各先進國家越來越多因心臟、肝臟、腎臟衰竭而死亡的病人，許多人因為等不到器官，而提早面臨生命終點。但藉由抗凝血劑、器官保存液、體內或體外器官氧合等技術的進步，心臟停止死亡後器捐的器官品質，已經越來越接近腦死後器捐的品質。

　　許多歐美先進國家也發現，更完整的建立心臟停止死亡後器官捐贈的流程與倫理規範，可改善器官供需嚴重失衡的現象，救更多的末期病人。台灣衛生福利部則是於 2017 年 12 月 26 日發布「心臟停止死亡後器官捐贈作業參考指引」，將「腦死捐贈」及「心死捐贈」並列為遺體器官捐贈來源。

　　心死器捐適用於符合《安寧條例》中的末期病人，同意撤除維生醫療且願意器捐者，在心跳停止 5 分鐘後可施行心死器捐。撤除維生醫療之病人，於其心跳自然停止（即是體循環停止）後，應有 5 分鐘的等候觀察期，在這 5 分鐘裡，醫療團隊不得執行任何醫療行為，待確認未再出現收縮性血壓或心搏性心率，由主治醫師宣布死亡後，才可以進行器官摘取及移植作業。

器捐也可指定給家人

考量到國內等待器捐者眾，財團法人器官捐贈移植登錄中心更推動了幾項修法，使得器官捐贈「利人利己」的概念更加具體化，讓器官捐贈者死後留給家人的不一定是財產，而是健康的庇蔭。

1. 指定捐贈：根據《人體器官移植分配及管理辦法》第9條規定，不論是心死器捐還是腦死器捐，若是屍體器官捐贈者在捐贈當時有家人正在等候器官，可以指定捐贈給五親等以內之血親、姻親或配偶，但限於當時當次的捐贈，之後若有其他親人等待器官移植，則沒有此項優惠。舉例來說，若哥哥車禍死亡捐出多個器官，家屬可決定將一顆腎臟捐給洗腎的弟弟。

2. 排序提前：根據衛福部公告，在《人體器官移植分配及管理辦法》，待移植之配偶或三親等內之血親曾為死後器官捐贈者，將來如需要等候器官分配時，將有優先權。此外，配偶須符合規定：「應與待移植者生有子女或結婚二年以上，但結婚滿一年後經醫師診斷罹患移植適應症者，不在此限。」該公告資料便舉例說明，「以心臟及腎臟為例，於器官捐贈移植登錄系統中，找一位之前在捐贈者出現時排序分別為24名及201名的待移植者試算，加入了

『配偶或三親等血親曾為死後器官捐贈者』後，排序分別變為第 6 名及第 2 名。」顯見此一新制影響至大。

圖表 4-1-3　器官捐贈限制與條件

首先，是屍體器官捐贈者必須先符合六大條件：
1. 個別器官功能良好
2. 無癌症病史（原發性腦部腫瘤除外）
3. 無全身性感染症
4. 無靜脈注射藥癮病史
5. 無後天性免疫缺乏症候群病史及 HIV 陽性反應
6. 經其診治醫師判定病人死亡後

另外，可以捐贈哪些器官與組織？還有器官捐贈決定因素在於捐贈者的生理年齡，而不是實際年齡。過去器官捐贈的年齡標準上限是 75 歲，隨著醫療技術進步，也有個案 80 歲以上仍能捐贈器官的案例。

可捐贈的人體器官與年齡限制	心臟（＜65 歲）、肺臟（＜65 歲）、腎臟＜70 歲、肝臟（含活體，＜70 歲）、胰臟（＜65 歲）、小腸。
可捐贈的人體組織	骨、眼角膜、皮膚、心瓣膜、血管、軟組織、肌腱、氣管、及其他經中央衛生主管機關指定之類目。

資料整理：蔡宏斌

---

1. 中華民國器官捐贈協會
2. 財團法人器官移植登錄中心
3. 《人體器官移植分配及管理辦法》所有條文

1　　　　　　　　　2　　　　　　　　　3

大體捐贈奉獻醫療

　　所謂「大體捐贈」，是指若因為年齡限制或其他原因，導致無法捐贈器官，但仍希望可以為人類的醫療進展貢獻部分心力，可以在亡故後選擇教學遺體捐贈，做「大體老師」，或稱為「無語良師」。

　　通常大體捐贈是自然死亡或是病故後才捐贈，這與腦死判定後做的器官捐贈不同，所以同時簽署器官和大體捐贈同意書是不衝突。大體捐贈的限制條件有以下五點：

1. 必須是 16 歲以上自然死亡或病故者。
2. 曾經做過器官摘除或動過手術者，不適合捐贈。
3. 患有法定傳染病（如愛滋病、肺結核鈣化等）者不可以捐贈。
4. 超過或低於標準體重 50% 者不適合捐贈。
5. 有以下情況也不可捐贈：自戕、溺斃及嚴重水腫、車禍、手術中往生、嚴重創傷、褥瘡、四肢變形或萎縮、癌症末期腹水及冰存過久致大體明顯破壞者（各醫學院校規定會有些微差異）。

　　在大體捐贈的流程上，可以自己在生前填寫捐贈意願書，或是離世後由家屬代簽捐贈同意書，然後在病危時通

知醫學院的捐贈中心，由他們來聯絡醫師進行評估。

目前北區七所醫學院遺體捐贈聯合中心（包括台大醫學院、陽明大學、國防醫學院、台北醫學大學、長庚大學醫學院、輔仁大學醫學院、馬偕醫學院）的大致流程如下，其他醫學院的作法可能會有細微差異，僅供參考可另洽詢。

1. 進行防腐措施，並致送家屬感謝函。

2. 防腐處理至少一年以上，才會正式進行教學啟用。

3. 啟用前會舉行追思儀式，並會向學生簡介捐贈大體者生平事蹟。

4. 大體從防腐措施到教學結束、火化、安奉骨灰約需兩年以上時間，家屬若欲領回骨灰，請事先告知。

5. 各醫學院每年清明節前會舉辦慰靈公祭並邀請家屬參加。

大體捐贈聯絡相關單位
1. 北區七所醫學院捐贈聯合中心（包括國防醫、台大、陽明、北醫、長庚、輔大、馬偕等）
2. 中山醫學大學
3. 中國醫藥大學
4. 慈濟大學
5. 成功大學醫學院
6. 高雄醫學大學社會服務室

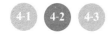

最後的告別——臨終處理與告別式

　　73 歲的賴阿姨，血液透析治療 10 年，每次都是自己來醫院，臉上總是笑咪咪的。這次因為發現骨盆腔惡性腫瘤併轉移，賴阿姨決定不要積極治療，簽署預立緩和醫療意願書後，出院返家接受居家安寧療護，期間維持回院接受門診血液透析。但因為身體逐漸虛弱、進食量減少、失禁、褥瘡出現、身體功能下降、嚴重掉血壓，醫生決定與賴阿姨和家人們再次召開家庭會議，確認終止透析治療。

　　完全停止透析開始後，親友們陸續到賴阿姨家訪視，一起談心願與過去事。賴阿姨在家中有單獨安靜的房間，誦經音樂、老歌輪流播放，家人 24 小時輪班陪伴。偶爾想吃東西時，會用吸管服用少量的牛奶，同時控制水分攝取量，避免在身上累積造成水腫。平時會用布單協助翻身，減少不適，偶爾反應下腹疼痛時，則會給予口服及止痛貼

片舒緩。

隨著越來越虛弱，賴阿姨的意識也越來越模糊，逐漸無法表達，照護團隊會透過皺眉來觀察她的舒適狀況。賴阿姨開始眼睛無法對焦，聽覺變得敏感，聽到人聲時表情偶有抽搐一下，有東西掉落時會警醒，進入此階段後即將誦經音樂關小聲，維持環境安寧。

在停止透析第六天，賴阿姨的兒子在凌晨時發現媽媽已於睡夢中往生。醫護員安撫大家病人已無病痛，協助開立死亡證明，一同執行屍體護理。

在賴阿姨的案例中，家屬於家中輪流照顧，皆有清楚記錄過程狀況，讓接班的家人清楚了解照護方式與原則。期間並分頭進行後事的安排與準備，讓病人於家人細微的照護下，獲得妥善安寧療護，並在照護最親近的家人時，親密陪伴與一同回顧過往，於病人往生後，更能獲得平靜與減少哀傷。醫護人員則是除了家訪與電話關懷之外，也隨時提供家屬諮詢，減少他們的無助感，避免留下內心遺憾。這樣不延長死亡過程，同時撫慰家屬，正是安寧緩和療護的真正目的。

臨終處理注意事項

臨終照護整體而言包含以下幾項：

1. 溝通：讓病人能表達個人想法，並尊重其意願，提供病人與家屬了解後續可能會出現的健康問題與照護方式。

2. 瀕死症狀與舒適照護：人在瀕死階段會有虛弱疲憊、身體功能下降、進食量減少、上呼吸道分泌物堆積、神經系統改變、呼吸困難、括約肌控制功能下降、無法闔上眼皮、血液灌流減少、皮膚乾燥瘙癢、嗜睡、抽搐等狀況，這時候應該停止不需要的檢驗、檢查與監測，只提供所需的藥物。

照護則是以舒適為最大原則，下列是病人可能出現的各種情況及處理方式，在執行前應先跟病人輕聲解釋：

• 將頭抬高或側睡，以便吞嚥或讓口水流出，或可用棉棒清出口腔分泌物。

• 以舒適枕頭協助翻身，骨突處可墊枕頭減輕壓迫感。

• 進食量減少是自然過程，也可減少身體負荷。

• 口腔、嘴唇會變得乾燥，可濕潤口腔，並以護唇膏潤滑嘴唇，口腔護理則可降低病人口腔不適及異

味，促進清爽舒服。

- 意識程度會由嗜睡、昏迷到死亡，提供安全舒適環境，減少刺激，慢慢與病人說話。

- 括約肌控制功能會下降，使得大小便失禁，維持舒適感的同時也應注意皮膚照顧，保持通風乾燥。

- 低血壓、四肢冰冷、發紺時應予以保暖，但不需要過於厚重，反而會讓病人不適。

3. 症狀控制：由醫療專業人員提供。

4. 心理社會支持：聆聽、同理與陪伴病人，面對病人的各種情緒，能了解病人的餘生期望、資源與支持系統，協助家人陪伴與照顧病人，圓滿此生關係的結束。

5. 靈性支持：協助病人表達憤怒、歉疚、失落，若有宗教信仰，協助轉介宗教師或禱告、唸佛、唱詩歌、禮拜等，可協助獲得平安。

6. 死亡或靈性照護：提供安靜、隱私及溫暖環境，關心家屬、傾聽其悲傷情緒。必要時，陪伴往生者，並引導家屬執行遺體護理。

不同告別地點的處理方式

對於人生最後一段要在哪裡度過？在醫院裡還是回

家？以下提供在不同地點告別時的幾項提醒。

當臨終者在醫院告別時

1. 通知臨終者的其他親人（配偶、子女、兄弟姐妹或父母等），或是其指定通知之重要人士，並聯繫禮儀公司人員協助處理。

2. 陪伴在臨終者身旁，為他輕聲祝禱或是安撫其情緒。臨終前若有親友的陪伴，將有助於消除臨終者對於死亡的恐懼。

3. 親人過世後，請醫護人員拔除往生者身上各種醫療器材，解除往生者不必要的痛苦。

4. 申請死亡證明書（建議申請十份做為除戶、保險、繼承以及火化、埋葬許可使用），辦理出院手續。

5. 確定遺體運回家裡或殯儀館後，請醫院或禮儀公司人員協助，護送遺體前往冰存。

當臨終者在家裡告別時

雖說，在自己熟悉的家中、在親友的陪伴下安心離世，是最溫馨、幸福的告別。不過根據筆者的經驗，或許是因為大部分人不甚了解臨終者可能會發生的狀況，所以常常遇到雖然已經辦妥出院手續在家靜養，但接近彌留時

刻又緊急呼叫救護車送到急診室，最後還是在醫院辭世。

如此來回奔波，不僅病人難受，家屬也很折磨，所以，這裡特別提供幾點注意事項，希望能幫助選擇在家辭世者順心如願。

1. 出院前先諮詢可能發生的臨終狀況及應對方式：因應病症不同，每個人的臨終狀況也會不同。舉例來說，肺癌的患者會喘、肝炎或肝硬化的患者可能會吐血，甚至有些臨終者會出現四肢抽搐、掙扎，或是眼神游移，看著無人的空中喃喃自語等，讓陪伴在身旁的親友感到手足無措與害怕。所以，建議出院前可先向原照護單位請教可能會發生的狀況與應對方式，這樣才能安心、安穩的送病人離世。

2. 減少病人的水分補給：建議將病人一天的水分補給降至 1000c.c.，可以讓病人更舒適。

3. 在病人的耳邊輕聲安撫：親人的言語能帶給病人極大的精神安慰，建議可依照病人掛心的事項與信仰，在他耳邊輕聲安撫。例如：「你的病現在都已經好了，不會痛也不會喘了，你現在是無病無痛，可以無牽無掛的離開了。」或是「你現在要做仙了，要放下心頭的牽掛，跟著菩薩（或其他信仰的代表）

走。」或是「弟弟、妹妹（或病人在意的特定人士）都回來看你了，小孩都已經長大會照顧自己了，你可以安心的放下重擔休息了。」

除了以上的注意事項，還有幾點當臨終者在家裡往生的提醒：

1. 給予臨終者舒適的環境，可以在床邊播放其喜愛的歌曲，或是宗教音樂、唸佛機等。

2. 陪伴在臨終者身旁，為他輕聲祝禱或是安撫其情緒。臨終前若有親友的陪伴，有助於消除臨終者對於死亡的恐懼。

3. 通知臨終者的其他親人（配偶、子女、兄弟姐妹或父母等），或是其指定通知之重要人士，並聯繫禮儀公司人員協助處理。

4. 觀察臨終者心跳和呼吸，留意死亡時間。

5. 由禮儀公司人員協助，搬抬遺體至家中客廳或載送至殯儀館冰存。

當臨終者在意外現場告別時

1. 通知臨終者的其他親人（配偶、子女、兄弟姐妹或父母等），或是其指定通知之重要人士，並聯繫禮儀

公司人員協助處理。

2. 陪伴在臨終者身旁，為他輕聲祝禱或是安撫其情緒。臨終前若有親友的陪伴，將有助於消除臨終者對於死亡的恐懼。

3. 未獲得警方同意前，請勿碰觸或移動遺體。

4. 確定遺體運回家裡或殯儀館後，請醫院或禮儀公司人員協助，護送遺體前往冰存。

5. 由地方檢察署開立死亡證明書。建議申請十份，日後除戶、保險、繼承以及火化、埋葬許可使用。

當臨終者在國外時

若親人在國外不幸身故，一般建議依台灣傳統習俗，先前往當地為亡者招魂後將遺體就地火化，把骨灰帶回國，再依所屬宗教信仰，或是往生者的願望舉辦喪禮。

骨灰運回時通常是以貨物或行李方式入境，若由家屬親自護送，則可以行李託運或隨身行李方式運送。另外要備妥當地檢察機關或醫院出具的死亡證明書、殯儀館的火化證明書及往生者護照，以備入境時必要的檢查。

若不選擇就地火化，要將遺體運回台灣，就需要當地的禮儀公司協助進行遺體防腐及入殮等作業，並出具防腐

證明書，請台灣的報關行協助報關，及通知海關、航警局及疾管局，例如日前猝死在大陸的藝人高以翔便是此例。

若是外籍人士在台死亡，欲將遺體運回母國，一般也是需要台灣的禮儀公司和報關行協助，進行遺體防腐、入殮及相關手續、文件之辦理。

最後的告別式

告別式的形式看似繁雜多元，但其實豐儉由人，沒有絕對的規定，建議可以依照自己或往生者的宗教信仰，提出自己或家人負擔得起的預算，跟委託的禮儀公司討論。各項服務收費標準表可洽各縣市殯葬管理處，唯請注意，通常非設籍於該縣市者，可能會被加收二至四倍的服務費。

合法的禮儀公司與生前契約廠商，以及各項與殯葬相關的資訊，都可上內政部全國殯葬資訊入口網 http://mort.moi.gov.tw 查詢（請詳見第四章第三節）。

全國殯葬資訊入口網

相關死亡證明申請

出院後在家往生：出院時可先向醫院申請乙種診斷書或病歷摘要；往生後可聯絡轄區內衛生所申請行政相驗，並向驗屍單位申請死亡證明書。

在家裡往生：請通知轄區內警察單位做司法相驗，由檢察官開立地方法院檢察署屍體相驗證明書。

遺體運回台灣應備文件

1. 死亡證明書（當地檢察機關或醫院開具）。
2. 防腐證明書（當地醫院或殯儀館開具）。
3. 往生者護照。
4. 航空班機日期、編號及貨運提單。
5. 收件人姓名、地址及聯絡電話。
6. 遺體若是從大陸運回台灣，相關文件須經海協會及海基會認證。

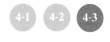

最後的安息——在此長眠的選擇

　　中華文化一直以來都有入土為安的觀念，但是現在隨著人口暴增，墓地空間大都已不敷使用。政府近年來多鼓勵民眾採取火葬，根據內政部統計，我國遺體火化率由 1993 年不到五成，到 2009 年起突破九成，至 2018 年更提升至 98.24%，再創我國推動火化政策以來之新高。

　　隨著民眾對於遺體火化的接受度提升，火化塔葬成為目前的主流，但無論公立或私立納骨塔皆佔用土地資源，最終用地仍有耗盡之時。為使環境永續發展，部分縣市已開始推動各項創新的「綠色殯葬服務」，如辦理聯合奠祭、電子輓聯平台、線上追思、推動殯葬設施綠建築認證；此外，近年來環保風氣抬頭，許多國人也逐漸接受樹（花）葬、海葬、灑葬等「環保自然葬」。

愛地球的環保自然葬

所謂環保自然葬，指的是當人死亡後，將遺骸火化燒成骨灰，再經研磨處理後，於政府劃定之區域內進行樹葬或骨灰拋灑，不做永久的設施、不立碑、不記亡者姓名，讓骨灰歸於土地、永續循環。

根據內政部統計，環保自然葬件數在 2017 年已有 7,743 人，也就是大約每 20 人就有一人選擇樹葬、海葬等環保自然葬，顯示國人葬俗觀念持續轉變，有愈來愈多民眾認同並接受新興的殯葬文化。直至 2019 年 10 月，目前全國可實施環保自然葬的地點已達 36 處。

根據《殯葬管理條例》第 19 條規定，採「自然葬」方式處理遺體須注意以下幾項：

1. 遺體應火化，且火化後之骨灰應經磨細後才能進行骨灰拋灑或植存。

2. 骨灰可以「拋灑」或「植存」方式，辦理「海葬」或「樹葬」、「花葬」、「草葬」等各種葬式。

3. 骨灰可以直接拋灑或植存，也可以裝入容器後拋灑或植存。但容器材質應易腐化且不含毒性成分（一般常見容器有紙袋、紙盒、紙罐或玉米澱粉製的可

分解罐等）。

4. 不得在拋灑或植存骨灰地點，有立碑、立石、封土
   等行為，也不得破壞原有景觀環境。

5. 直轄市、縣（市）主管機關得會同相關機關劃定一
   定海域，實施骨灰拋灑；或於公園、綠地、森林或
   其他適當場所，劃定一定區域範圍，實施骨灰拋灑
   或植存。

海葬

海葬是指將研磨處理過之骨灰拋灑於政府劃定之一定
海域。目前可辦理海葬之縣市有：台北市、新北市、基隆
市、桃園市、台中市、台南市、高雄市、宜蘭縣、花蓮縣
及台東縣，民眾可向各縣市殯葬管理所登記申請，也可以
報名每年北部或中部區域的聯合海葬，不收取任何費用。

海葬的骨灰須經再研磨，或是放入可分解之無毒性環
保盒（袋），於拋灑骨灰之同時，可以伴隨花朵、花瓣或花
束，但不可拋擲冥紙。海葬時要留意天候狀況，家屬也可
記錄骨灰拋灑地點之經緯度，以便日後追思。

樹（花）葬

廣義的「樹葬」是指將骨灰拋灑或植存於土地上，也稱為「樹灑葬」。根據《殯葬管理條例》第 2 條第 10 款，「樹葬」的定義是指在公墓內將骨灰藏納土中，再植花樹於上，或於樹木根部周圍埋藏骨灰之安葬方式。

狹義的「樹葬」則是相對於「花葬」、「草葬」等詞彙，若骨灰安葬周圍種植有樹木，就稱為樹葬；栽植花卉者，稱之為花葬；若周圍是一片青草地，則稱之為草葬。

各縣市政府對海葬或樹灑葬各有不同的規範，最好先詢問過各縣市政府民政單位，或委託殯葬業者協助辦理。民眾只要備齊相關證件（死亡證明、火化證明等），就可以到有辦理環保葬的直轄市、縣（市）主管機關辦理申請，往生者不必要是該縣市市民，也不限定往生後多久時間之內必須申請。

線上追思及電子輓聯

因應近年來推動綠色殯葬，以及國人逐漸接受環保自然葬，內政部也積極推廣建置線上追思及電子輓聯。

每年四月清明掃墓是台灣人的傳統習俗，但海外家屬

無法每年親自前往祭掃；環保自然葬不設碑、不立墓、不記名，親屬如何睹物祭拜？

因應這個需求，內政部全國殯葬資訊入口網建置「線上追思」功能，民眾只要自行設定帳號密碼，輸入追思人的姓名，網站畫面就會模擬祭壇和追思人的神主牌，還可點選「獻花、獻果、香燭」表達追思。

另外，各界對喪家的致哀輓額在儀式後都會燒毀，對環境造成污染，十分不環保，為落實節葬、身後環保之新興殯葬文化，內政部也有電子輓聯平台，連結至全國公立殯儀館使用。致贈輓聯者只要透過線上平台申請、操作，即可傳送數位內容到設有電子輓聯播放設備的公立殯儀館。

創造不以死害生的文化

長年以來，台灣的殯葬儀俗與時代脫節：建造華麗的大墳，浪費土地資源；在合法墓地外濫葬，破壞市容；喪禮上的法式與陣頭行列，造成環境噪音污染。

如何重新塑造不以死害生的殯葬文化，是整個政府、社會，乃至於每一個人都應該為後代思考的課題。

或許當我們在世的時候就能未雨綢繆，提早規劃身後

事。除了本書前文提及的遺產遺囑、器官捐贈、告別式，安葬當然也是重要的一環。我們可以規劃希望的身後殯葬與祭拜方式，減少繁文縟節，用簡單自然的安葬，讓親屬不必拘泥在儀式本身，一切從簡才能夠專心地、安心地說再見。

　　對於家屬而言，基於殯葬自主觀念，任何成年人都可以於在世時，依據自己的意願、宗教信仰、性別或文化等不同的角度，選擇想要的身後事處理方式。建議家屬們應尊重亡者生前預立之遺囑和決定，並依其遺囑或心願辦理，也算是對亡者的尊重。

1.直轄市、縣（市）政府殯葬業務聯絡資訊
2.臺北市殯葬管理處——多元環保葬介紹
3.全國殯葬資訊入口網——環保自然葬介紹

1　　　　2　　　　3

第五章

醫病現場，醫療緩和溝通實練

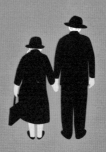

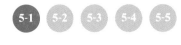

現場 1：如何與末期病人及家屬溝通

　　面對生命末期的病患，家屬心理的慌亂可想而知，在筆者行醫多年的經驗，如果病人家屬期望很高，而醫療團隊無法滿足家屬期待時，各種醫療爭議事件就可能由此發生。在台大整合醫學科對畢業後一般醫學（PGY）醫師的教學課程中，有一堂課是緩和醫療溝通工作坊，以下筆者結合國內外整合醫學科的最新教學經驗與案例，來讓學員們了解複雜的臨床狀況，常常無法用單一方法來套用到所有病人的溝通。

　　在這個章節，筆者會以「老師帶領學員思考」的方式，讓讀者一起參與，扮演家庭會議中醫療團隊和病人家屬的角色，了解在這樣的場合中，醫師要如何開啟並解釋病人生命末期各項決策的對話。這裡的案例會提到病人原本就依賴呼吸器並接受透析治療，屬於多重器官衰竭的狀況，

因為透析管路感染多次，管路再次阻塞，要討論是否讓病人繼續接受透析治療。

　　這在台灣加護病房與整合醫學科病房是常見的場景，也是筆者在過去十年研究中蒐集本土案例，經過實際演練、去蕪存菁之後，整理出符合我們國情特色的參考模板，建議大家未來應用在實際臨床對話時，還是要以醫療團隊的病情解釋為準，充分討論對於透析與否的利弊得失，建立以病人為中心的共同醫療決策。

不願面對父親病況的兒子

　　86 歲的史爺爺退休前是一位專業藥理學教授，服務於大型醫學中心，無私奉獻台灣醫界一輩子。三年前因為車禍腦傷造成昏迷，一直依賴呼吸器維生醫療，又因腎臟衰竭，接受血液透析已有一年。這半年多來，因為透析管路感染問題已進出醫學中心多次，這一次因為發高燒疑似感染而住院，目前住在呼吸照護病房。

　　史爺爺的大兒子是一位忙碌的整形外科開業醫師，在史爺爺住院後，會抽空來醫院探望爸爸，但簽署相關醫療同意書主要是由二兒子負責。大兒子每次來探病時，總會

用智慧型手機錄下老先生的身影，不斷對醫療團隊說：「你們看，我爸爸真的有聽到我在叫他，他真的有反應！」但從專業的角度來看，病人其實是無意識的，也沒有改善的機會。

史爺爺因為年紀大，血管狀況差，透析品質一直不理想，但大兒子說父親受過日本教育，凡事都要堅持到最後，因此他主張無論如何絕不放手，一定要陪老父親奮鬥到最後一秒鐘。二兒子看著爸爸不停進出醫院受苦，曾經動念要簽署「不施行心肺復甦術同意書」，但一提出來就被哥哥否決。

史爺爺的狀況是屬於生命末期，因此醫療團隊試著與家屬溝通，希望在適當時候放手，讓他能夠保有善終。史奶奶不捨數十年的夫妻情感無法做決定，常來看望的二兒子則認同放手的想法，但是大兒子卻說：「現在不是談這個的時候，我們應該專注怎麼來幫爸爸才對！」看大兒子如此堅持，醫療團隊只好持續目前的治療方式，一邊尋找適合的時間點再繼續與家屬溝通。

就這樣，史爺爺只要情況好轉一點，就會回到原本的呼吸照護病房，但往往不到一、兩周，又會再次狀況危急而被送回醫學中心，這樣來來回回每下愈況，到後來連心臟也出現問題，大兒子才終於開始認真思考父親的預後問題。這一次在腎臟科病房住院，透析過程仍然很不順利，

於是醫療團隊召開緩和醫療家庭會議，與史奶奶及兩個兒子共同研商未來的治療方針與照顧決策。

緩和醫療家庭會議討論課題

上面的案例停在召開緩和醫療家庭會議的時刻，我們提出以下重要的討論課題，提供醫療團隊與病人家屬共同討論：

1. 病人到生命末期的時候，會碰到不同科的專家，若要啟動生命末期照護意願徵詢的談話，在此提供台大醫院的相關規定參考，在下一段會完整說明。

2. 如果還不能判斷史爺爺是否已達生命末期的狀況，建議採用「限時透析治療嘗試」來解決此臨床困境。此時的透析算是一種緩和醫療，以病人的舒適照護為前提，而非足量透析。

3. 醫療團隊可藉此持續與家屬溝通，亦可評估處置效果，若治療成效不彰，家屬也能感受醫療團隊的努力，進而捨棄無效醫療，轉而接受讓病人舒適的治療方式，此階段可以參考「是否繼續透析治療的利弊得失」一表。

4. 對於無法主動表達疼痛及身體不適的病人，可藉由觀察病人的臉部表情、生命徵象，及當移動病人時是否有呻吟或身體僵硬等，來確立是否有疼痛問題，進而給予適當的止痛藥物。

5. 家庭會議可做為醫療團隊與病人及家屬溝通的平台，藉此達成共識。會議內容包括回顧病人的診斷、病況及處置，並明確說明目前及未來的醫療照顧計畫與預後。亦可引導病人及家屬充分表達自己的看法與感受，包括對病人的最大利益、價值觀、生命品質與尊嚴，以做出最適當的選擇。

6. 在面對死亡時，家屬可能以拒絕放手、逃避或不信任的態度，來表達對治療極限的沉重壓力及無奈。當感受到此失落悲傷的情緒時，醫療人員應把自己放在與受苦家屬同樣的高度，營造一個安全、接納和支持的環境，走入病人與家屬的世界，了解其內心最真的想法。藉由積極的陪伴、邀請家屬參與病人照顧、鼓勵談論其生活點滴，都可以協助家屬認知即將面對的死亡失落，進而展開哀傷輔導。

圖表 5-1-1　**是否繼續透析治療的利弊得失**

繼續透析治療的潛在利益	繼續透析治療對病人可能的負擔／症狀負荷
延長生命	透析管路的放置： 1.放置永久性或暫時性管路 2.通血管，放置瘻管內支架 3.瘻管阻塞 4.透析管路併發症，竊血症候群（steal syndrome）
症狀緩解： 1.疲勞、體重減輕 2.失去食慾 3.身體發癢，嚴重失眠	花費在透析治療上的時間： 1.血液透析的標準治療是一周三次，腹膜透析是每天換液 2.每三天要到透析中心報到 3.往來透析院所的交通時間
改善生活品質： 能夠從事工作與社交活動，可以回歸社會，感到快樂與成就感	增加住院的機會以及會碰到的臨床困難： 1.發生急症 2.生活功能逐漸變差 3.可能未來多重器官病變而失能，造成親人照顧的負擔
透析的社會面向： 1.透析中心有專業人員協助 2.透析中心成立病友會，獲得腎友支持	來自於透析本身的症狀或是相關併發症： 1.透析中抽筋 2.透析後疲倦 3.瘻管缺血症狀或是疼痛 4.腎性骨病變與鈣化尿毒血管病變（calciphylaxis）

資料來源：蔡宏斌

啟動生命末期照護意願徵詢的臨床狀況

依照《安寧緩和醫療條例》，生命末期判斷要有兩位專科醫師，這裡所談的是經過台大醫院各科專家討論，與各專科醫學會交流後得到的專家建議，或許對讀者而言會有些艱澀難懂，請大家在討論時，可以多與醫療團隊討論，甚至會診不同科別的專家來提供專業建議。

本節整理自《台大醫院啟動生命末期照護意願徵詢之建議─成人版》，把各種疾病的生命末期樣態列舉出來，在實務上自 2016 年通過後應用迄今，已與多家醫院交流，並在重症安寧緩和相關研討會做教育訓練，提供讀者參考。

1. 癌症病人，以下情形均存在者：
   • 無法以目前醫療處置「治癒」癌症或是「有效控制」癌症。
   • 身體現況無法接受任何積極的腫瘤治療。
   • 經醫師評估，生存期以大概不超過 6 個月為原則。
2. 失智症病人，有以下情形之一者：
   • 失智程度嚴重 FAST ≧ 7C，或臨床失智評估量表（CDR）為最嚴重程度，無法自行走路、穿衣、洗澡、大小便失禁，一天內不同的正確詞句不超過

六句。

- 過去六個月有嚴重的合併症，如吸入性肺炎、上泌尿道感染（例如腎盂腎炎）、敗血症、多處嚴重壓瘡，使用抗生素後仍反覆發燒。
- 經口進食量不足以維持生命，且病人於失智前不願意接受管路灌食者。
- 經積極管路灌食，半年內體重仍減輕超過 10%，或者血清白蛋白＜ 2.5 gm/dl。

3. 嚴重中風病人，有以下情形之一者：

- 腦中風急性期，合併下列情況：意識昏迷或植物人狀態超過三天，出現不正常或無腦幹反應、無語言反應、對疼痛無退縮反應、無法經口進食維持生命。
- 長期腦中風，合併下列情況之一：FAST ≧ 7C、Karnofsky ≦ 50%、嚴重營養狀況不良。

4. 運動神經元病變病人，有以下情形之一者：

- 呼吸功能退化：肺活量小於正常人的 30%、休息時有明顯呼吸困難、休息時須依賴氧氣、不願意接受氣管插管、氣切或呼吸器照護者。
- 病情快速惡化，營養不良：經口進食量不足以維

持生命、持續體重減輕、脫水，不願意接受管路灌食者。

- 病情快速惡化，且發生威脅生命之併發症：如吸入性肺炎、上泌尿道感染（例如腎盂腎炎）、敗血症、多處嚴重壓瘡、使用抗生素後仍反覆發燒。

5. 心臟衰竭病人，以下情形均存在者：

- CHF NYHA stage IV，休息時會喘。
- 心臟照顧團隊認為病人很可能在近期內死亡。
- 雖經最大的醫療處置但仍有極不容易控制的症狀。例如：因心律不整而造成的昏厥等嚴重症狀者、曾有心臟停止或心肺復甦術病史、心因性腦栓塞合併意識或肢體功能嚴重障礙者、LV ejection fraction（左心室射出分率）≦ 20%。

6. 慢性阻塞性肺病，病況持續惡化（例如反覆因肺炎或呼吸衰竭需急診或住院），合併以下情形之一者：

- 需長期使用氧氣，以維持血氧≧ 90%。
- 長期呼吸器依賴的病人。
- 肺心症或肺病造成之肺動脈高壓合併右心衰竭。
- 合併有其他症狀（如：惡病質、反覆感染、重度憂鬱）或多重合併症。

7. 其他肺病，病況持續惡化（例如反覆因肺炎或呼吸衰竭須急診或住院），合併以下情形之一者：

- 即使使用氧氣，然而 $PaO_2 \leqq 55$ mmHg、$PaCO_2 \geqq 50$ mmHg 或 O_2 saturation $\leqq 88\%$。
- FEV1 $\leqq 30\%$ of predicted。
- 須長期使用氧氣，以維持血氧 $\geqq 90\%$。
- 長期呼吸器依賴的病人。
- 肺心症或肺病造成之肺動脈高壓合併右心衰竭。
- 合併有其他症狀（如：惡病質、反覆感染、重度憂鬱）或多重合併症。

8. 肝病或肝硬化病人，不適合肝臟移植，反覆因肝病或肝硬化併發症住院，同時合併以下兩種情形者：

- PT > 5 sec above control（高於對照值 5 秒以上）或 INR > 1.5。
- Serum albumin < 2.5 g/dl。

9. 急性腎衰竭。已接受腎臟替代療法（血液透析、腹膜透析、腎臟移植）病人，因嚴重之尿毒症狀，經原腎臟照護團隊評估病人可能在 6 個月內死亡，且病人在自由意識的選擇與自主決定下「不願意」，或（因合併下列六種疾病情形之一）「不適合」繼續接

受長期透析治療或接受腎臟移植者：

- 惡性腫瘤末期病人。
- 其他重要器官衰竭及危及生命之合併症。
- 惡病質、或嚴重之營養不良危及生命者。
- 因老衰、其他系統性疾病，生活極度仰賴他人全時照顧，並危及生命者。
- 嚴重感染性疾病合併各項危及生命之合併症。
- 長期使用呼吸器。

10. 慢性腎衰竭病人。慢性腎臟病至末期腎臟病階段，尚未接受腎臟替代療法病人，屬慢性腎臟病第 5 期病人，或已接受腎臟替代療法（血液透析、腹膜透析、腎臟移植）病人。病人因嚴重之尿毒症狀，經原腎臟照護團隊評估病人可能在 6 個月內死亡，且病人在自由意識的選擇與自主的決定下「不願意」，或（因合併下列六種疾病情形之一）「不適合」繼續接受長期透析治療或接受腎臟移植者：

- 惡性腫瘤末期病人。
- 其他重要器官衰竭及危及生命之合併症。
- 惡病質、或嚴重之營養不良危及生命者。
- 因老衰、其他系統性疾病，生活極度仰賴他人全

時照顧，並危及生命者。

- 嚴重感染性疾病合併各項危及生命之合併症。
- 長期使用呼吸器。

11. 臨床上病情符合腦死判定準則，但不必經過無自行呼吸測試之病人。

12. 等待心、肺、肝臟移植之病人，已需體外維生系統（例如葉克膜、主動脈幫浦、侵入型呼吸器等）維持生命，但已被排除接受移植之可能時。

13. 因治療反應不佳，而產生多重器官衰竭，或 SOFA score $\geq$ 16 之病人。

14. 其他未列之診斷，經醫療團隊判斷，病人病情近期內進行至死亡屬不可避免者。

圖表 5-1-2　**生命末期樣態之衛福部相關規定**

老年期及初老期器質性精神病態（對應失智症病人）

1. 必要條件臨床失智評分量表被評為末期（CDR = 5）者：病人沒有反應或毫無理解能力，認不出人。須旁人餵食，可能須用鼻胃管，吞食困難。大小便完全失禁。長期躺在床上，不能坐也不能站，全身關節攣縮。
2. 居家照護無法提供進一步之症狀改善而轉介時。
3. 病情急遽轉變造成病人極大不適時，如：電解質不平衡、急性疼痛、嚴重呼吸困難、惡性腸阻塞、嚴重嘔吐、發燒，疑似感染、癲癇發作、急性譫妄意識混亂、瀕死狀態。

其他大腦變質（對應嚴重中風與運動神經元病變病人）

1. 末期大腦變質病患，不需使用呼吸器維生者，病情急遽轉變造成病人極大不適時，如電解質不平衡、急性疼痛、嚴重呼吸困難、惡性腸阻塞、嚴重嘔吐、發燒，疑似感染、癲癇發作、急性譫妄意識混亂、瀕死狀態。
2. 末期大腦變質病患，雖使用呼吸器，但已呈現瀕臨死亡徵象者。

心臟衰竭（對應心臟衰竭病人）

最少符合下列二個指標：
1. CHF, NYHA stage（心臟衰竭分類）III 或 IV，休息或輕度活動時會喘。
2. 原心臟照護團隊認為病人很可能在近期內死亡。
3. 經常因嚴重心臟衰竭症狀住院。
4. 雖經最大的醫療處置，但仍有極不容易控制的生理或心理症狀如下：因心律不整而造成的昏厥等嚴重症狀者、曾有心臟停止或心肺復甦術病史、常有不明原因的昏厥、心因性腦栓塞、LV ejection fraction（左心室射出分率）≦ 20%。

慢性氣道阻塞，他處未歸類者（對應慢性阻塞性肺病，病況持續惡化）

休息時就會喘，且病況持續惡化（例如反覆因肺炎或呼吸衰竭須送至醫院急診或住院），合併以下任一狀況：
1. 即使使用氧氣，仍 $PaO_2 \leqq$ 55mmHg、$PaCO_2 \geqq$ 50mmHg，或 O_2 aturation $\leqq$ 88%
2. $FEV_1 \leqq$ 30% of predicted
3. FEV_1 持續下降且速度每年大於 40mL
4. 六個月內體重減少 10% 以上
5. 休息時心跳超過 100/mm
6. 肺心症或肺病造成之右心衰竭
7. 合併有其他症狀（如惡質病、反覆感染、重度憂鬱）或多重合併症

肺部其他疾病（對應其他肺病，病況持續惡化）

Cystic fibrosis,severe fibrotic lung disease（重症纖維化肺部疾病），休息時就會喘，且病況持續惡化（例如反覆因肺炎或呼吸衰竭須送至醫院急診或住院），合併以下任一狀況：
1. 即使使用氧氣，仍 $PaO_2 \leqq$ 55mmHg、$PaCO_2 \geqq$ 50mmHg，或 O_2 aturation $\leqq$ 88%
2. $FEV_1 \leqq$ 30% of predicted
3. FEV_1 持續下降且速度每年大於 40mL
4. 六個月內體重減少 10% 以上
5. 休息時心跳超過 100/mm
6. 肺心症或肺病造成之右心衰竭
7. 合併有其他症狀（例如惡質病、反覆感染、重度憂鬱）或多重合併症

慢性肝病與肝硬化（對應肝病與肝硬化病人）

1. 必要條件：肝病或肝硬化末期，不適合肝臟移植，且：
   - PT>5 sec above control（高於對照值 5 秒以上）或 INR>1.5
   - serum albumin < 2.5g/dl
2. 合併以下任一項症狀：困難處理之腹水、自發性細菌性腹膜炎、肝腎症候群、肝腦病變合併坐立不安、昏睡和昏迷、復發性食道靜脈瘤出血、多重器官衰竭、惡病質與消瘦。

急性腎衰竭，未明示者（對應急性腎衰竭病人）

1. 已接受腎臟替代療法（血液透析、腹膜透析、腎臟移植）病患。
2. 病人因嚴重之尿毒症狀，經原腎臟照護團隊評估病患可能在近期內死亡。
3. 病人在自由意識的選擇與自主的決定下不願意，或因合併下列疾病狀況之一，不適合繼續接受長期透析治療或接受腎臟移植者：
   - 其他重要器官衰竭及危及生命之合併症
   - 長期使用呼吸器
   - 嚴重感染性疾病合併各項危及生命之合併症
   - 惡病質、或嚴重之營養不良危及生命者
   - 惡性腫瘤末期患者
   - 因老衰、其他系統性疾病，生活極度仰賴他人全時照顧，並危及生命者

慢性腎衰竭及腎衰竭，未明示者（對應慢性腎衰竭病人）

本項適用主診斷 585（慢性腎衰竭；chronic renal failure）及 586（腎衰竭，未明示者；renal failure, unspecified）兩項疾病末期定義：

1. 慢性腎臟病至末期腎臟病階段，尚未接受腎臟替代療法病患，屬慢性腎臟病（CKD）第 4、5 期病患（eGFR < 30ml/min^2），或已接受腎臟替代療法（血液透析、腹膜透析、腎臟移植）病患。
2. 病人因嚴重之尿毒症狀，經原腎臟照護團隊評估病患可能在近期內死亡。
3. 病人在自由意識的選擇與自主的決定下不願意，或因合併下列疾病狀況之一，不適合新接受或繼續接受長期透析治療或腎臟移植者：
   - 其他重要器官衰竭及危及生命之合併症
   - 長期使用呼吸器
   - 嚴重感染性疾病合併各項危及生命之合併症
   - 惡病質、或嚴重之營養不良危及生命者
   - 惡性腫瘤末期患者
   - 因老衰、其他系統性疾病，生活極度仰賴他人全時照顧，並危及生命者

資料來源：全民健康保險安寧共同照護試辦方案

急性或慢性腎衰竭患者，安寧緩和療護的收案條件建議如下。

安寧共照／安寧住院：

1. 病人因嚴重之尿毒症狀，經原腎臟照護團隊評估病患可能在近期內（六個月）死亡。
2. 病人在自由意識的選擇與自主的決定下「不願意」，或（因合併下列六種疾病情形之一）「不適合」繼續接受長期透析治療或接受腎臟移植者：
   - 其他重要器官衰竭及危及生命之合併症。
   - 長期使用呼吸器。
   - 嚴重感染性疾病合併各項危及生命之合併症。
   - 惡病質、或嚴重之營養不良危及生命者。
   - 惡性腫瘤末期患者。
   - 因老衰、其他系統性疾病，生活極度仰賴他人全時照顧，並危及生命者。

安寧居家：

1. 病人因嚴重之尿毒症狀，經原腎臟照護團隊評估病患可能在近期內（一個月）死亡。
2. 病人在自由意識的選擇與自主的決定下「不願意」，或（因合併下列六種疾病情形之一）「不適合」繼續接受長期透析治療或接受腎臟移植者：
   - （第一優先）惡性腫瘤末期患者。
   - （第二順位）其他重要器官衰竭及危及生命之合併症。
   - （第三順位）惡病質、或嚴重之營養不良危及生命者。
   - （第四順位）因老衰、其他系統性疾病，生活極度仰賴他人全時照顧，並危及生命者。
   - （最後順位）嚴重感染性疾病合併各項危及生命之合併症。

讓病人願意溝通的談話指引

在本案例中，醫療團隊要召開緩和醫療家庭會議，我們可以應用談話指引的九個步驟依序進行，與病人家屬充分溝通，以達成共同醫療決策的目的。

這個對話指引在 2019 年美國醫院整合醫學會年會時，提供一個全天 8 小時的工作坊，用小組討論的方式，由一位導師帶領三位學員，來訓練整合醫學科醫師熟悉與病人談話的情境。這三位學員以一位擔任醫師、一位擔任病人或家屬，第三位學員擔任觀察員，當醫病溝通出現無法繼續進行時，導師或是演出中的學員可以隨時暫停，由觀察員來回饋剛才練習時的發現，且導師提供演出雙方對話上的建議，比如說何時要展現醫者同理心，何時需要安撫病人不安的情緒等。每一次的練習可以設定一個案例，進行的時間在 10 至 20 分鐘，如果導師準備了三個案例，就可以讓學員們互相觀察彼此的表現，充分模擬臨床時的各種困難溝通情境。

圖表 5-1-3　**醫療團隊以談話指引與病人（或家屬）溝通**

---

1. 準備階段

- 檢視病人過去病史，與此次重大臨床事件相關內容。
- 尋求病人的原來門診主治醫師、相關專科醫師、住院醫師、專科護理師、臨床護理師、社工師、臨床心理師、宗教師（例如牧師）等對病情的回饋。
- 鼓勵臨床護理師參與討論。
- 讓病人的家屬和主要照顧者都能參與。

2. 邀請病人與家屬參與

- 請問您曾經與主治醫師或是其他醫師討論過你的狀況嗎？包含您自己對未來的期待與整個治療的目標與計畫？
- 這件事情很重要，因為我們要提供您與家人最好的支持與照顧，請問您願意和我們討論嗎？

3. 開始醫病談話

- 我想要跟您討論病情，這樣可以嗎？（或是可以和您談一談嗎？）

4. 對於病情進展／臨床預後的認知

- 您了解目前的病情狀況嗎？
- 您對於未來的健康狀況，有怎麼樣的期待呢？
- 什麼是您最擔心的事情呢？

5. 分享病人／家屬的焦慮

- 如果可以的話，是否可以多討論一下這些事情？
  （醫療團隊察言觀色，展現同理心。）
- 我聽到您希望 ＿＿＿＿＿＿＿＿，而且我擔心已經看到走下坡的狀況正在持續進行中。
  （在語氣轉接上避免用「但是」，建議用中性或正面的連接詞「而且」，減低病人的驚恐。）
  （注意說話時機，調整語氣。）
- 我聽到您希望 ＿＿＿＿＿＿＿＿，而且我擔心有些嚴重的狀況在未來幾周／幾個月／幾年會發生。

6. 展現同理心與支持

- 我希望我們都不用擔心這些事情。
- 如果是我自己的親人／長輩／伴侶／好朋友，我會為他著想，希望都不用擔心 ＿＿＿＿＿＿。
- 已經來到醫院，把命交給醫師，把心交給菩薩／神明／上帝，好好安下心來。

7. 點出重要的討論項目

- 如果你的狀況逐漸往下走，什麼事情對你來說最重要？
- 你的家人或好友們，他們知不知道你希望的，和對你來說最重要的事？

8. 結束談話

- 現在聽起來 ＿＿＿＿＿＿＿＿對你來說很重要。
- 你說的這些重要事情，我的建議是 ＿＿＿＿＿＿＿＿＿＿＿＿＿＿。
- （對於病人或家屬的過度期待，或是沒有邊際的想像，此時醫療團隊要拉回正題，引導其思考目前重的要課題。）

9. 將談話內容做紀錄

- 家庭會議的提醒：若有做成會議紀錄時，要注意不要在沒有寫下任何文字紀錄前，就要病人或家屬先簽名當簽到，以台灣的醫療現場來說，這是對醫、病、家屬三方面的尊重，減少病人或家屬對醫療團隊有空白授權的疑慮。

資料來源：Parters Serious Illness Conversation Guide 2018

不同臨床情境的6種談話策略

目前除了美國的整合醫學科訓練很重視醫療溝通訓練之外，在英國，Robert Buckman 醫師針對不同的臨床情境，也發展出下列六種談話指引，將同理心作為溝通的核心，並將其適用時機系統性地標明。

臨床情境 1：告知壞消息

談話策略：SPIKES 策略

S，Setting and Starting（場景設置與開始）：可以對照參考第二章第二節，「與親人溝通病情建議流程圖」及「家庭會議召開流程建議圖」。

P，Perception（認知）：了解病人知道多少與擔憂的問題，傾聽病人話中的深切意涵。

I，Invitation（邀請）：在告知壞消息或進行討論時，先取得病人的同意。

K，Knowledge（知識）：以病人能理解的字彙來做說明，避免艱深的專業術語。

E，Emotion（情緒）：當病人情緒湧現，會影響到會議進行時，醫療團隊可以主動指出這個情緒，給予同理性

的回應，取得繼續會談的主控權。

S，Strategy and Summary（策略與總結）：做出會議的簡單結論，詢問是否還有問題，並約定下次會談的時間與目標。

重點說明：共有六個步驟，要同時處理醫療上的事實，與病患情緒性的回應。在醫療團隊開口之前，要先問病人及家屬知道多少，想不想繼續談下去。

臨床情境 2：告知醫療錯誤／醫療疏失

談話策略：CONES 程序

C，Content（情境）：有好的場景可以促進雙方溝通，注意和對方平視，表現自在，有適當的肢體語言互動，例如主動去握對方的手。

O，Opening remark（開場白）：簡短迅速地說明議程，勇於道歉，並表達遺憾之意。

N，Narrative（敘事）：依照時間序列說明事件發生過程，適度回應對方的情緒與問題。

E，Emotion（情緒）：察覺對方的情緒，發揮同理性的回應，也必須搭配完善的後續計畫。

S，Strategy and Summary（策略與總結）：包含迅速

的後續追蹤，及留下聯絡方式，表現願意溝通的誠意。

重點說明：建議由病人的主治醫師來談，一方面是主治醫師的臨床經驗較豐富，另一方面是病人與家屬對主治醫師的信賴感較強，可以維持醫病關係。

臨床情境 3：處理醫病雙方衝突激化

談話策略：HARD 程序

H，High Emotions（情緒高張）、High Stakes（高風險）、Hurried（被催）、Harried（被逼）、Hassied（被騷擾）：這五種需要提高警覺的生理感覺，都有可能是衝突的前兆。

A，Acknowledge（辨識）：要讓雙方知道溝通變得越來越困難，幫助彼此承認衝突發生的可能性並面對它。

R，Rules（規則）：盡可能保持冷靜與理智地訂下規則與界限，避免讓討論變成針對個人的爭執。

D，De-escalate（逆轉衝突）：當察覺到衝突可能激化，要設法緩和下來，提出一個可能的改善方案。

重點說明：要先辨識出五種引發衝突的負面情緒，明確訂下規則，在衝突可能會激化之前，先設法緩和雙方的互動。

臨床情境 4：有效傳遞訊息

談話策略：SAFER 程序

S，Setting and Starting（場景設置與開始）：可以對照參考第二章第二節，「與親人溝通病情建議流程圖」及「家庭會議召開流程建議圖」。

A，Agenda（議程）：先告知對方將要談論的議題，確實說明清楚之後，會讓病人及家屬覺得很有參與感，取得認同。

F，Facts（事實）：用簡單的字眼，根據對方的理解程度來調整談話內容，這樣標題式的說明，可以在會議紀錄中呈現。

E，Enquires and Emotions（與事實同步的要求與情緒）：當需要思考時，可以允許暫停談話，讓會議中有留白的時間；當對方出現情緒反應時，醫療團隊除了傳達事實之外，也要給予同理性的回應。

R，Reinforcers and Warp-up（強調與總結）：可提供對方加強記憶的工具（例如會議紀錄），留下紙本資料或是影音紀錄都是可行的作法。

重點說明：有些病患及家屬會覺得，醫師解釋病情都是千篇一律的罐頭消息，因此應該要幫助他們了解，醫療

團隊是以富含同理心的方式在溝通，讓病人感受到量身訂做的照顧。

臨床情境 5：特別難以啟齒的對話

談話策略：CONERS 程序（改良型的 CONES 策略）

C，Content（情境）：有好的場景可以促進雙方溝通，注意和對方平視，表現自在，有適當的肢體語言互動，例如主動去握對方的手。

O，Opening remark（開場白）：簡短迅速地說明議程，勇於道歉，並表達遺憾之意。

N，Narrative（敘事）：依照時間序列說明事件發生過程，適度回應對方的情緒與問題。

E，Emotion（情緒）：察覺對方的情緒，發揮同理性的回應，也必須搭配完善的後續計畫。

R，Requires（徵求）：器官捐贈、不施行心肺復甦術、轉介安寧療護等這種難以啟齒的議題，可以在完成前面的 CONE 步驟後，徵求對方同意開始討論。

S，Strategy and Summary（策略與總結）：由於是不易談論的議題，關於行政程序的說明要力求簡單明瞭，不為難家屬。

重點說明：詢問之前要先聆聽，並將表達遺憾之意納入對話中，讓病人或家屬了解，大部分的醫療狀況仍存有不可預測性的風險。

臨床情境 6：提早對困難的會談預做準備

談話策略：ROSE 策略

R，Recognize the touch high stakes interview（辨識困難且高風險的會談）：這裡所指的辨識警訊包括：病情急速惡化、腫瘤復發、轉介安寧療護、醫療失誤等。

O，Organize your objectives（組織你的談話目的）：先預想可能會被問到的問題、突發狀況及希望的結果，做好準備後再進行會談。

S，Strategize（策略）：思考該用哪一種策略對於現在的會談最有幫助？

E，Exhale（深呼吸）：進入會議室前先深吸一口氣，慢慢吐出來，進行 1 至 2 次後可以降低焦慮感，增強自信。

重點說明：對於高風險的會談，要先設想最糟的狀況是什麼、該採取什麼策略，預先做好規劃。

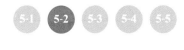

現場 2：家屬面對兩難，無法抉擇時

　　83 歲患有慢性腎臟病的吳奶奶，從緊急的呼吸衰竭急救中醒來，發現自己被插了氣管內管，氣惱地在紙上一遍又一遍寫下：「我現在就要死掉！」

　　因為不想要影響生活，吳奶奶只是長期在門診追蹤並沒有洗腎，靠著養生的生活作息維持健康。偶爾與家人閒聊時，她曾提到自己以後如果怎樣了，不要用那些管子、儀器。

　　這次因為腎臟病急性發作與肺炎入院，開始短暫的腹膜透析，又因心肌梗塞進了加護病房，幾次急救、手術後，裝了主動脈氣球幫浦，轉為血液透析，也同時依賴呼吸器。送進醫院時吳奶奶已經昏迷，所以由家屬同意必要的急救項目，沒想到奶奶清醒後氣憤不已，在筆談過程寫下想死，甚至還自己拔除管子。雖然又再緊急重插，但當

家屬們看到她用盡全身力氣拒絕不想要的治療，既震驚又懊悔，於是數度拜託醫療團隊立刻幫奶奶拔管。

但以心臟外科團隊的角度來看，吳奶奶並非嚴格定義之下的末期病人，只要能配合規律洗腎，再予以呼吸訓練，仍有機會移除氣管內管，存活機率不小。團隊面對激動的吳奶奶、心疼的家屬，及仍有存活可能的病況等陷入困境，因此護理師決定提出臨床倫理諮詢。

諮詢委員醫師首先探視吳奶奶，了解病況以及病人自己的想法後，再和醫療團隊討論先前的醫療處置及照護情形，最後才與團隊一起和家屬們召開家庭會議。會議上，除了諮詢委員醫師解釋病況之外，所有與會者也共同確認了吳奶奶的意願：「不要再有積極的治療項目，希望能夠舒適的走完人生最後一段」。最後諮詢委員醫師提出了現階段既能尊重奶奶意願，同時也照顧到家屬、甚至是醫療團隊心情的可行作法，即是不要立刻拔管，調整為以舒適為主的照護模式，會談中委員除了提供倫理觀點，也給予了許多靈性支持的建議。

最後，家屬們不僅感謝醫療團隊的照護，更感激大家能夠尊重奶奶的意願，同時讓他們有機會向奶奶道別。而奶奶也在不久後安詳的辭世。

用限時治療協助家屬做決定

隨著醫療科技進步，及日益提高的健康照護品質，很多慢性病人長期靠著藥物治療使得病情穩定，卻忽略了先規劃好，當疾病惡化時自己想要什麼樣的處置，以及預先做好「死亡準備」。因此，當需要談及撤除血液透析等維生醫療相關問題時，經常是病人已經失去自主決策能力，讓家屬面臨決定是否急救的兩難及壓力。

當決定權移轉至家屬身上，也導致家屬面臨極大的情緒性壓力負荷，甚至面臨是否急救之難以抉擇的困境，最後還須承受病人是否進行心肺復甦術、呼吸器或其他不希望之治療的痛苦。

當病況危急，或醫病雙方對於是否給予或終止維生醫療有不同意見時，除了持續溝通外，還可先嘗試一、兩天或短時間的「限時治療」，一方面可評估療效，也讓病人與家屬有機會看到病況變化而重新思考決定。

緊急情況下，尤其當醫療團隊與病人／家屬對於是否應給予維生治療存有疑慮時，應先給予維生治療後再考慮是否撤除／終止。若是醫療團隊評估給予維生治療為無效醫療，限時治療可讓「無效」變得更顯而易見，家屬就能

漸進的接受事實，較易做出決策。

以透析治療為例，針對不確定透析預後，或是暫時無法決定是否接受透析治療的病人，應先考慮接受限時透析治療嘗試，亦可先提供緊急透析治療。執行限時透析時，不論是腎臟科醫師、委任醫療代理人或是得到病人授權的家屬，都應該同意並預先共同訂立接受透析的時間（一到三個月期間內）、觀察指標及評估參數，以便在限時透析結束時，能夠根據這些指標判定透析治療對病人的利弊，及是否繼續接受透析治療之決策參考。

撤除維生醫療後的照護

一旦決定終止或撤除治療，醫療人員可以和病人及家屬列出諮商計畫，鼓勵病人檢視自己的「預立醫療決定」，像是檢視並完成各種預立醫療照護諮商之書面文件簽署（包括預立安寧緩和醫療暨維生醫療抉擇意願書、不施行心肺復甦術同意書、不施行維生醫療同意書、醫療委任代理人委任書），並可以隨時依照自己想要的進行改變。也要與病人和家屬說明清楚：撤除維生醫療並不會立即導致死亡，撤除後病人仍可能存活一段時間後依自然病程進入死亡。

當確認已無法治療的狀況，而終止維生醫療後，醫療

團隊即會開始給予緩和疼痛、噁心、躁動、肌陣攣、皮膚癢及呼吸困難的醫療藥物處置，以及盡可能排除憂鬱症狀或壓力，並提供靈性或宗教支持。

此外，醫護人員也應主動和病人或家屬討論想要的往生地點（家中、護理之家、醫院或安寧病房）和葬禮的安排。必要時，也須討論病人突然心跳停止的臨終狀況處置。

末期病人撤除呼吸器作業指引

自 2013 年《安寧條例》第三次修法後，末期病人開始擁有撤除維生醫療的權利，以維護其善終的權益，國內各大醫療院所也根據臨床經驗並蒐集國際相關文獻，希望制定出完善的撤除維生醫療流程，但仍一直缺乏由衛生主管機關制定、統籌的版本。2017 年，衛生福利部委託台灣胸腔暨重症加護醫學會擬定「末期病人撤除呼吸器作業指引」，並透過公聽會廣納各方臨床醫事人員的建議，做為未來推動政策之具體建議。

本書出版時，「末期病人撤除呼吸器作業指引」正式版本尚在研議中，在此僅分享草案內容，希望大家能藉由對撤除流程的初步認識，一方面了解醫療人員對於撤除維生醫療的慎重態度，另一方面也減輕對未知的恐懼。

圖表 5-2-1　衛生福利部「末期病人撤除呼吸器作業指引」草案

1. 準備期：末期定義、討論溝通、完備文件

☐（必填）　1.兩位相關專科醫師已於病歷上記錄病人之末期診斷。

☐（必填）　2.醫療團隊與家屬召開緩和醫療家庭諮詢會議。

☐（必填）　3.確定已取得下列適用之意願書或同意書：
- 病人先前已簽署或註記「預立安寧緩和醫療暨維生醫療抉擇意願書」。
- 醫療委任代理人已簽署「預立安寧緩和醫療暨維生醫療抉擇意願書」及「末期病人終止或撤除維生醫療說明暨同意書」並出示「醫療委任代理人委任書」。
- 末期病人之最近親屬已簽署「不施行心肺復甦術或維生醫療同意書」及「末期病人終止或撤除維生醫療說明暨同意書」。

☐（必填）　4.醫師已開立「終止或撤除維生醫療」之醫囑。

☐（建議）　5.照會安寧緩和醫療照護團隊或社工師。

2. 邀請病人與家屬參與

撤除呼吸器前 6-24 小時，開始時間：

☐（建議）　6.減少或停止餵食，有鼻胃管者可考慮放空或引流。

☐（建議）　7.適當脫水，輸液過多者，可給予 Furosemide 40-80 mg IVstat。若效果不佳，30分鐘後再給予 Furosemide 250-500 mg IVA，一小時內注射完畢。

☐（建議）　8.適當鎮靜（如 RASS scale 4 ～ 5 分），延續原本用藥，視血壓、病人身體狀況及家屬要求做調整。
- Midazolam 2.5mg stat, then 0.04-0.4mg/kg/hr. 或
- Lorazepam 1-2mg stat, then 0.01-0.1mg/kg/hr. 或
- Propofol 20-50 mg IV stat, then 0.05-0.1mg/kg/hr IVA。

☐（建議）　9.評估拔管後可能症狀：
- 預防拔管後哮鳴，可給予 Solucortef 100mg IV stat。

* 疼痛或呼吸窘迫時，可給予 Morphine 0.05-0.1mg/kg IV/SC stat, then 0.05-0.1mg/Kg/hr 或 Fentanyl 25mcg stat, then 20-100mcg/hr。

☐（必填） 10.調整呼吸器設定，建議將 Saturation alarm off，Assisted control mode 可將 FiO2 調整至 21%，PEEP 調降至 5，同時依病人呼吸急促情況調整鎮靜藥物並停止使用肌肉鬆弛劑藥物。

撤除呼吸器前 30 分鐘，開始時間：

☐（建議） 11.預防死前喉鳴，可給予 Buscopan 20 mg IV stat。

☐（建議） 12.預防拔管後哮鳴，可給予 Solucortef 100mg IV stat。

終止或撤除呼吸器時間：

☐（建議） 13.停用呼吸器相關措施（可擇一）：
* 調整（輔助支持型）呼吸器設定
* 移除呼吸器
* 移除氣管內管

3. 撤除呼吸器之後──評估記錄病人症狀和結果

☐（建議） 14.評估病人症狀並給予適當處置：
* 疼痛或呼吸窘迫時，可給予 Morphine 0.05-0.1mg/kg IV/SC stat, then 0.05-0.1mg/Kg/hr 或 Fentanyl 25mcg stat, then 20-100mcg/hr。
* 末期煩躁不安，給予適當鎮靜劑，延續原本用藥，視血壓、病人身體狀況及家屬要求做調整。

☐（建議） 15.給予家屬適當的空間及時間陪伴病人，並進行哀傷輔導。

☐（建議） 16.確認管路已拔除與傷口適當處理並予以遺體護理。

☐（建議） 17.記錄病人撤除呼吸器後的結果：
* 死亡
* 瀕死出院返家
* 存活出院或轉院

資料來源：台灣胸腔暨重症加護醫學會網站（https://www.tspccm.org.tw/media/3888）

藉由標準流程降低對醫護的衝擊

在醫師的養成過程中,都是教導救死扶傷的觀念,較少探討照顧臨終病人,及撤除維生醫療的過程。在幾種撤除維生醫療的程序中,撤除呼吸器之後的病人可能在數秒或數日內離世,對於臨床團隊的壓力很大,因此常輔導年輕醫師及護理師,給予心理建設,不讓他們產生心理陰影。

筆者在 2016 年到韓國安寧緩和醫學會演講時,看到他們對於撤除維生醫療(例如撤除透析)還未有全國性的共識,對於撤除呼吸器的課題,則是引用英美的臨床指引做參考。而我國目前各大醫學中心撤除呼吸器的作業流程,是由各團隊根據病人狀況符合臨床適應症,來判定病人確實為生命末期,接著即按照「終止或撤除維生醫療大致流程」撤除呼吸器,並撫慰家屬的哀傷。

圖表 5-2-2　**終止或撤除維生醫療流程**

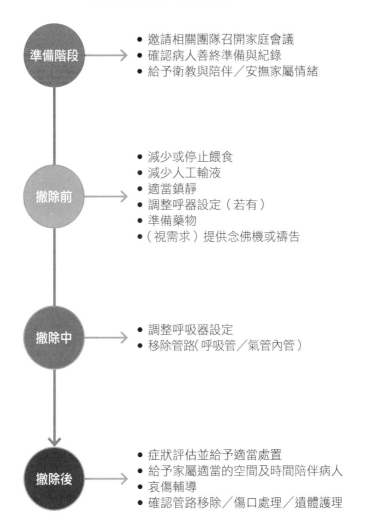

準備階段
- 邀請相關團隊召開家庭會議
- 確認病人善終準備與紀錄
- 給予衛教與陪伴／安撫家屬情緒

撤除前
- 減少或停止餵食
- 減少人工輸液
- 適當鎮靜
- 調整呼器設定（若有）
- 準備藥物
- （視需求）提供念佛機或禱告

撤除中
- 調整呼吸器設定
- 移除管路(呼吸管／氣管內管)

撤除後
- 症狀評估並給予適當處置
- 給予家屬適當的空間及時間陪伴病人
- 哀傷輔導
- 確認管路移除／傷口處理／遺體護理

備　　註：實際因不同病況及醫療團隊而有所差異。
資料來源：蔡宏斌

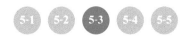

現場 3：用筆談，也能做醫療決策

　　69 歲的阿雪早在十年前確診有二尖瓣脫垂、心衰竭與慢性阻塞性肺病，這次因為急性主動脈剝離被送入急診，手術後無法脫離呼吸器，再加上急性腎損傷開始接受每週三次的血液透析，已經在心血管加護病房住了兩個多月。

　　意識很清楚的阿雪，因為使用呼吸器，所以只能用口型及氣音與女兒溝通，再由女兒轉達給醫護人員：「她覺得住院太久受不了，疾病也沒有恢復的可能，拖延時間又非常辛苦，所以希望終止洗腎。」

　　但阿雪的身體狀況尚未達到末期，終止洗腎可能加速惡化，甚至縮短生命時程，因此醫護團隊對這要求感到很不安。大家幾番勸說解釋不洗腎可能會有生命危險，但阿雪就是無聲的瞪著眼，態度一次比一次堅定，於是病房聯繫臨床倫理中心求助。

　　臨床倫理中心和醫護團隊了解情況後，開始向阿雪說明與溝通，為了記錄下阿雪的意願，決定以口頭說明並在白板上寫下問題和選項，讓阿雪用手指出她的想法，並把過程中每一個步驟都拍照下來。

　　「洗腎很痛苦？」「是。」

　　「妳想要停止洗腎？」「是。」

　　「會擔心死亡嗎？」「否。」

　　「妳想過不要呼吸器？」「是。」

　　「醫師認為妳生命寶貴還可以救。」「看懂。」

　　「先繼續洗腎一個禮拜再轉一般病房？」阿雪用力搖頭拒絕。

　　「不洗腎要轉一般病房？」「是。」

　　「以腎臟專科醫師專業判斷，現況不洗腎可只能存活兩週。」「看懂。」

　　「有考慮安寧緩和療護？」「是。」

　　「我們會召開家庭會議，共同討論治療方向。」「是。」

　　「妳自己可以做決定？」「是。」

　　「女兒做決定也可以？」「是。」

　　問完了阿雪，臨床倫理中心也和家屬確認想法，女兒完全了解阿雪不想要洗腎、呼吸器，不想要沒有生活品質

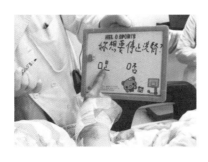
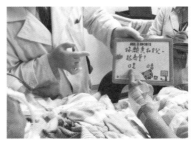
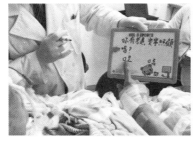
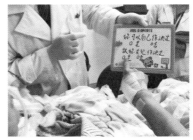

用筆談溝通示意圖（照片提供：蔡宏斌）

的活著，而其他家人都能理解，只希望尊重母親意願，不再讓她痛苦。於是阿雪在女兒協助下，以按手印方式簽署「不施行心肺復甦術意願書」及「拒絕治療切結書」（拒絕血液透析）。此外，因為擔心阿雪未來病況惡化時意識可能發生變化，也先委任女兒擔任醫療委任代理人，確保病人的想法能夠被徹底執行。

　　兩天後，阿雪轉入一般病房，沒有再接受透析；一週後，她再要求移除呼吸器。因為已經達到可以脫離呼吸器

的標準，主治醫師再此使用白板與阿雪和家屬共同召開一次家庭會議，共識出如果再次呼吸衰竭就不再插管急救。

停止了不想要的積極治療，阿雪身體越來越虛弱，但是心情好轉許多，她再提出最後一個要求，就是想要回家嚥下最後一口氣，在醫療團隊的協助下，阿雪如願回到熟悉的家，在家人們的陪伴下辭世。

表達醫療意願，方法無限

如果可以，病人能夠預先完成預立醫療決定還是目前醫界最希望的事；但世事難料，如果還沒做好準備、「萬一」就先發生了，現在在醫療場域裡，也可以透過醫病共享決策，讓醫療團隊及家屬了解病人的意願。如果病人意識清楚，可以透過筆談或各種能夠留下紀錄的方式表達意願，例如本案即是使用白板加上拍照紀錄過程，達到「醫病兩相安」。

醫學上的共享決策（SDM），是指患者和醫師都參與醫療決策的過程。醫療團隊向病人解釋病情、治療方法和替代方案，並幫助選擇最適合及符合病人想法的治療方案。

傳統的醫療系統是把醫師置於權威位置，病人在醫療

過程中扮演著被動的角色。由醫師主導病人該怎麼做，而病人很少參與醫療決策。隨著時間演進，以病人為中心的醫療概念日益受到重視，Cathy Charles 教授在 1997 年提出醫病共享決策的操作型定義，至少要有醫師和病人雙方共同參與，醫師提出各種不同處置之實證資料，病人則提出個人的喜好與價值觀，彼此交換資訊討論，共同達成最佳可行之治療選項。

醫病共享決策包括幾個步驟：

1. 向病人說明疾病、處置方式及其他可能替代方案。

2. 提供所有可行治療方案的比較，供病人參考。

3. 了解病人對治療方案的偏好。

4. 分析治療方案的優、缺點。

5. 協助病人依其價值觀進行醫療決策。

醫病共享決策過程會依賴「決策輔助工具」的使用，以協助病人選擇最佳治療方案。決策輔助工具可以是傳單、影片，近年也有醫療團隊致力於互動式媒體的開發，以促進共同決策。有研究顯示，用決策輔助工具可以增強病人對醫生的信任，從而促進共同的決策過程。

醫病共享決策輔助工具包括下列目的：

1. 減輕醫療人員準備溝通資訊的負擔
2. 幫助病人表達重要的好惡與價值觀
3. 確認病人已了解做決定前，所應該具備的疾病或治療知識
4. 降低病人決策前的焦慮
5. 提升病人參與醫療決策
6. 提升病人對醫療服務滿意度
7. 增加病人對於醫療的順從度
8. 提升醫療品質
9. 建立更好的醫病關係

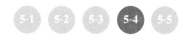

現場 4：家屬的傷痛也需要撫慰

　　68 歲的老朱膀胱癌多年，血液透析治療 12 年，與太太及兩位兒子同住。原有一位女兒，因為免疫疾病急速惡化，插管沒醒過來就往生了。因女兒經歷，所以平時就會詢問安寧相關資訊並與太太討論身後事安排。老朱近期因腸胃道出血住院，主動表示要接受安寧療護，不想再透析，簽妥不施行心肺復甦術意願書，但兒子不接受。還好後續狀況穩定出院，持續接受門診血液透析治療。

　　此次門診透析結束後，老朱突然意識喪失及出現心室纖維顫動，緊急施打一支強心針後，醫療團隊與朱太太再次確認不要再有積極處置，便將老朱安置到急診。等待期間朱太太努力記得老朱自己的安排，像是去殯儀館看環境及確定離開醫院後經過家門，再到殯儀館路線，此次兒子也認同了爸爸的想法，全家人按照老朱的意願細心準備。

　　老朱離世後，朱太太再次出現在洗腎室時，只見她笑著跟熟識的病友及其他家屬打招呼，聊到還好做了預立醫療決定這件事，可以選擇不要再辛苦的治療，讓老朱有機會交代好自己的心願及後事，所有人都來得及見他最後一面。現在她每天生活安排充實，把自己照顧得很好，老朱在天上可以放心了。

　　一般的透析病人通常久病，讓照顧的家屬也身心俱疲，而願意提早放手。雖然一切都是預期中的事，但到了那一天時還是難免會哀傷與失落，這時醫療團隊必須能夠了解家屬的哀傷，才有辦法撫慰他們。

　　安寧的對象不只有病人本身，也擴及親友的關懷與照護，醫療團隊要幫助家屬面對親人的離去，走出哀傷，最重要的是必須了解及懂得運用對方的哀傷歷程，才能達成實際的撫慰效果。照護團隊平時就可以透過觀察家屬的角色態度，及了解對方過去的喪親經驗，適時的辨識出高風險群，之後再加強他們對於病況的了解，將有助於減少不預期死亡的狀況，而能更容易調適情緒。

哀傷撫慰的理論基礎

上述臨床個案進行哀傷撫慰之理論基礎簡述如下：

1. 哀傷的定義

哀傷是失落的一種自然反應，例如失去重要的人或物。當人面對哀傷時，若能嘗試重新詮釋失落對自己的意義，並將這些經驗納入往後的生活中，哀傷便能帶來成長。

2. 喪親者的哀傷反應

大多數人的哀傷反應都是正常的，僅需提供適當的情緒支持即可，但是臨床醫護人員必須具備辨別「高危險哀傷家屬」的能力，因為家屬們有可能進展為複雜性哀傷，需要轉介相關人員。家屬的哀傷反應可以分為生理、認知、情緒、感受與行為層面。

3. 影響哀傷的因素

包含個人因素，例如個人特質、與逝者的關係、角色期待、個人對失落意義的詮釋、過去失落的經驗等，而環境因素則例如社會文化、支持系統、喪親者的社會角色、逝者死亡的形式與情境等。

喪親者面對預期性死亡通常較容易調適過來，因為較有機會讓喪親者事前經驗悲傷，及完成未竟事務，但相對

地，未預期的死亡讓喪親者無法預先做好心理準備，所引
動的變化與壓力往往超乎預期，產生的失落悲傷情緒也最
強烈。

4. 辨識高危險哀傷家屬指標

高危險哀傷家屬可能會引發複雜性哀傷，走不出傷
慟，因此在臨床上需要能夠快速辨別出這樣的人，提供他
們哀傷初步評估，及適切的預期性哀傷撫慰措施。以下為
高危險哀傷家屬的八個指標：

- ☐ 父母喪失子女（俗稱的「白髮人送黑髮人」）
- ☐ 與病逝者關係過度依附
- ☐ 與病逝者有愛恨矛盾的情感關係
- ☐ 同時遭遇其他生活危機或事件
- ☐ 社交隔離者
- ☐ 病人猝死，沒有充分的時間與心理準備
- ☐ 文化或家庭遏阻了哀傷的表達
- ☐ 不見容於社會的哀傷

在上述八個指標中的「不見容於社會的哀傷」，通常是
指個體經歷失落的悲傷無法被認知，不能公開哀悼或得不
到社會支持，包含了關係不被認可、失落事件不被認可、

悲傷者被排除、死亡形式不被認可，及表達哀傷的方式不被支持等五種狀況。因此，在支持高危險哀傷家屬時，為了避免惡化成為複雜性哀傷，及希望爭取到社會的支持與認同，都需要轉介給專業人員協助。台灣的基層透析院所仍需要累積面對高危險哀傷家屬的經驗，因此社區安寧療護應該也要包含臨床心理師和社工師的支援系統建置。

5. 複雜性哀傷徵兆與轉介時機

若未能提供高危險哀傷家屬適當的哀傷撫慰，可能發展為「複雜性哀傷（complicated grief）」，若發現家屬已經出現以下 13 種徵兆之一，就必須轉介給專業人員（例如精神科醫師、心理師）等提供必要協助。

- 無法哀傷。
- 延遲或延長的哀傷。
- 避免或逃避哀傷。
- 過度的罪惡感或自責。
- 喪失決斷力與進取心。
- 出現自我破壞的行為。
- 不明的生理不適。
- 不斷的尋找逝者及過度活動。
- 即便親友死亡已發生一段時間，仍感覺彷彿如昨

　　日之事。

- 不願移動逝者的所有物。
- 與其他人的關係惡化。
- 只要提及逝者就會有過度的情緒波動。
- 減少參與宗教活動。

6. 預期性哀傷撫慰措施

　　當病人離世之後，醫療專業人員持續提供家屬哀傷撫慰，協助遺族重返社會的角色，這是落實安寧全人、全家、全程、全隊、全社區的五全照護中的「全程照顧」理念，目標是完成哀悼的四大任務：

- 承認失落的事實，了解病人已經離世。
- 經驗哀傷的痛苦。
- 重新適應逝者已不在的新環境。
- 找到與逝者繼續連結的途徑，但不會阻礙生者繼續生活。

　　「預期性哀傷」是指在實際失落發生前所出現的悲傷反應，此時家屬已經開始哀悼第一項任務，「承認病人即將離世的事實」。這段期間家屬可能在心裡預演，思考未來失去病人的生活情境，這樣的角色預演是正常現象，可鼓勵家屬談論病人離世後的計畫，有助於他們未來哀傷行為的

正常化。由於長期透析病人停止洗腎後，60% 的病人可存活 8 至 10 天，在這大約兩周的過程裡，醫護人員應把握時間提供家屬預期性哀傷撫慰措施，尤其是在辨識出高危險哀傷家屬後，更應繼續進行哀傷初步評估，與提供適當的預期性哀傷撫慰措施。對於高危險哀傷家屬的哀傷初步評估，應包含下列八個面向：

- ☐ 失落的對象是誰
- ☐ 與失落的對象之間的依附關係是什麼（例如病人對家屬的重要性、關係連結強度之深淺）
- ☐ 過去面對失落的經驗
- ☐ 人格變數，包括年齡性別、價值信念、宗教信仰等
- ☐ 生活中同時面臨的壓力或失落
- ☐ 家屬可從家庭或家庭外獲得支持、家屬對社會支持的看法與滿意度
- ☐ 健康狀態
- ☐ 目前已出現的哀傷反應為何

　　醫療團隊若能充分了解上述對於哀傷的面向及技巧，就可以提早因應。在處理家屬的哀傷時，也不要忽略熟識

已逝者的原本透析院所其他腎友，及其透析照護團隊（如：主責護理師），他們過去與逝者相處許多時間，像是家人與好朋友一樣，若他們願意和喪親者談話，可以讓彼此有較佳的心理調適歷程，就像是把對已逝者非預期死亡的衝擊化解為預期性死亡的心理效應。筆者建議以主動傾聽，鼓勵其他腎友及醫療團隊表達感受，讓大家的哀傷歷程變得正向，團隊回歸正常。

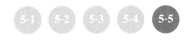

現場 5：極重度失智腹膜透析病人的整合性療護

　　隨著醫藥發達及東西方文化交流的影響，當代台灣人面對生死的觀念，已經從以往的「好死不如賴活」，演變為重視生活品質，懂得「保障善終權益」。《病人自主權利法》從 2016 年 1 月公告，到 2019 年正式實施，已逐漸改變社會思潮，在腎臟科照護團隊的日常執業中，經常接觸到多重共病的慢性腎臟病人，隨著他們的生活自理機能逐漸喪失，腎臟病合併多重器官病變逐漸惡化時，醫療團隊必須了解病人對於接受治療的真實想法，預防病人受苦。

　　因應時代的轉變，大家在透析專業以外，對病人從生到死的關懷，落實腎臟病全人照護的理念，台大醫院團隊集合跨領域專家之力，在 2016 年 10 月出版《生命末期腎臟病人安寧緩和醫療評估指引》，國立臺灣大學醫學院附設

醫院（2016 年），提供第一線醫護人員做為臨床照護參考用。這個章節將透過一位極重度失智腹膜透析的病例，將指引中的共識內容提出來，做臨床模擬演練。

失智奶奶的安寧療護

在家庭會議中，大兒子焦慮的說：「媽媽把我們三個孩子養大，勞苦功高，在一般人眼中，我們是給她『無效醫療』，但是對於我們三個子女來說：**有了母親，我們才是一家人！失去她，三兄妹只是親戚**。我很感激健保制度讓我母親可以存活至今，但我不敢想像放棄積極治療以後，兩位弟妹會如何責備我，究竟是該放手讓母親善終，還是要採取人工營養流體餵養，一直使用強效抗生素到最後？我真的不知道該怎麼辦……」

75 歲的張奶奶是位退休警務人員，罹患高血壓已經三十年，由於職業關係使得個性較為強勢，老伴過世後便堅持自己獨居，後來因為尿毒症開始腹膜透析治療。獨居的幾年裡，兒孫們發現張奶奶的記性越來越差，起初只覺得那是老化得厲害而已，並不以為意。

直到張奶奶確診得了失智症後，隨著病程退化，情況

越來越糟，會任性的自己關掉腹膜透析的機器，或是外出忘了關瓦斯爐，差點釀成火災。近來張奶奶的口腔咀嚼反射功能也變差，子女把食物打碎餵食常常會嗆到，痰液也變多，失智症的主治醫師提醒，這些都是吸入性肺炎的表現，狀況變得更糟時，可以考慮安寧療護。

在法律的支持下終止維生醫療

首先，在《病主法》通過之後，不予或終止透析治療，已從末期病人的適用延伸到其他四種情形，但前提是必須有兩位相關專科醫師確診，再經過兩次緩和醫療團隊照會確認，並有合格的醫療團隊願意執行病人的善終意願，撤除維持生命治療。因此在尊重病人拒絕醫療的權利之下，醫師依法免於刑事和行政責任。

不予或終止透析治療的法律爭議

建議內容

1. 不予或終止透析治療涉及病人的基本權保障，須維護病人的「自主權」、「人性尊嚴」及「選擇死亡方式的權利」，為有益於病人的決定。
2. 根據我國《安寧緩和醫療條例》之規定，符合「末期病人」要件的腎臟病人，若尚未透析，得以合法不予透析；對於已經透析者，得以合法終止透析。
3. 根據 2015 年 1 月 6 日公布，《病人自主權利法》第 14 條 1 項規定，對於「腎衰竭」的病人，除了符合「末期病人」的情形，若是處於「不可逆轉之昏迷狀況」、「永久植物人狀態」、「極重度失智」、「其他經中央主管機關公告之病人疾病狀況或痛苦難以忍受、疾病無法治癒且依當時醫療水準無其他合適解決方法之情形」，還是可以做出不予或終止透析治療之臨床決定而阻卻違法。

資料來源：《生命末期腎臟病人安寧緩和醫療評估指引》，國立臺灣大學醫學院附設醫院（2016 年）

找出討論善終的最佳時機

　　目前國內對於生命末期腎臟病人的共識，必須先了解國內善終和醫病共享決策的文化因素，在病人嚴重尿毒症狀發作當下，不是討論終止或撤除透析的最佳時機，需要在平時慢性腎臟病的衛教之中，就先討論各種腎臟替代療法的選擇，而討論的最佳時機，應是「嚴重感染性合併症、長期使用呼吸器和其他多重器官衰竭，而且伴隨有危及生命之共病」情形。

善終與醫病共享決策的文化因素

建議內容
1.推展腎病緩和醫療必須考量文化因素，討論保守性治療前，要先判斷患者本身是否有表達意思的能力，是否有家屬可以參與醫療決策的討論，最後要以書面紀錄呈現之。
2.要與病人溝通壞消息時，先試探病人是否願意討論，並把感覺說出來，需要多次逐步溝通。
3.當病患出現（1）意識不清、（2）年紀大於 80 歲、（3）疾病末期（癌末、器官衰竭）時，可考慮保守性治療，但必須考量腎友和家屬的立場。
4.對於慢性腎臟病人的善終意願，應在病人尚未開始透析之前就探詢，並了解病人心目中的善終重要性排名。
5.傾聽末期腎臟病人分享他們的瀕死經驗，可以支持他們正向面對人生的問題。
6.對於慢性腎臟病不同時期的病人，不論是討論善終課題，或是預立醫療照護諮商，都要選擇適當的時機，避免造成病人的恐慌。

資料來源：《生命末期腎臟病人安寧緩和醫療評估指引》，國立臺灣大學醫學院附設醫院（2016 年）

預立醫療照護諮商的定義與介入時機

建議內容
1.病人在「嚴重感染性合併症、長期使用呼吸器和其他多重器官衰竭，而且伴隨有危及生命之共病」情形下，都是進行不予或終止（撤除）透析治療討論的適當時機，也是比較容易形成共識的時機。
2.建議討論預立醫療照護諮商時機及方式如下：
   • 慢性腎臟病（CKD）第 1 至 3a 期：採取生命教育方式，配合安寧療護各項衛教和文宣品，在社區講座與衛教中宣傳。
   • 慢性腎臟病第 3b 至 5 期：採取團體衛教方式，在發給病人及家屬參考的 CKD 衛教手冊中，將不透析內科治療列為血液透析、腹膜透析和腎臟移植以外的第四種選擇。
   • 透析三個月後發給第二次洗腎重大傷病卡時：根據病患的生活功能與生活品質評估，由醫師提出終止透析的選擇，供病人參考。

- 加護病房重症急性腎損傷病人發生多重器官衰竭，使用葉克膜等維生設施救治後，仍預期近期內死亡時：由醫師召開家庭會議時提出不予透析的決定。
3. 提醒病人進行 IC 健保卡註記個人的意願。
4. 引導病人說明照護目標的優先次序，並發展其個別化的照護計畫。
5. 協助病人指定「醫療委任代理人」，幫助「醫療委任代理人」了解其在病人醫療照護過程所扮演的角色。

資料來源：《生命末期腎臟病人安寧緩和醫療評估指引》，國立臺灣大學醫學院附設醫院（2016 年）

凝聚對生命末期腎臟病人的共識

　　在 2016 年 7 至 9 月，衛福部委託計畫曾對全國腎臟科醫師進行問卷調查，可以看到目前對於需要安寧療護與瀕死照護，和預立醫療照護諮商高度共識的族群，就是「呼吸器依賴合併透析且呈現無意識狀態，或多重器官衰竭的病人」。尤其在瀕死照護與安寧療護方面，在低度和中度共識情境仍繼續使用重症與長照資源，與國外認為這些情況已可安排安寧療護不同，需要進一步凝聚國內醫師們的共識。

台灣生命末期腎臟病人共識建議

需要安寧療護與瀕死照護
1.高度共識
- 長期同時使用呼吸器及透析治療仍呈無意識狀態
- 長期同時使用呼吸器及透析治療合併多重器官衰竭

2.中度共識
- 多重器官衰竭病人的重症醫療利用
- 長期透析合併急性中風伴隨其他嚴重合併症的重症醫療利用

3.低度共識
- 長期透析病人進行急救後能接受重症醫療
- 主要照顧之醫護人員對於長期透析病人於半年或一年內死亡不會感到驚訝
- 長期透析合併不可逆營養不良病人
- 80 歲以上長期透析的衰弱症病人
- 長期透析合併嚴重感染症反覆住院病人
- 需要預立醫療照護諮商（ACP）

需要預立醫療照護諮商（ACP）
1.高度共識
- 長期同時使用呼吸器及透析治療仍呈無意識狀態
- 長期同時使用呼吸器及透析治療合併多重器官衰竭

2.中度共識
- 長期透析病人進行急救後能接受重症醫療
- 多重器官衰竭病人的重症醫療利用
- 長期透析合併急性中風伴隨其他嚴重合併症的重症醫療利用
- 主要照顧之醫護人員對於長期透析病人於半年或一年內死亡不會感到驚訝
- 長期透析合併不可逆營養不良病人
- 80 歲以上長期透析的衰弱症病人
- 長期透析合併嚴重感染症反覆住院病人

資料來源：《探討台灣腎臟專科醫師推動腎病緩和療護之知識、態度與障礙》2018 年
博士論文，蔡宏斌著

預估生命的終點

目前台灣腎臟界認為腎臟病人的生命末期，根據 322 位腎臟醫學會員的調查報告顯示：生命存活期≦ 12 個月的比率為 8.8%，≦ 6 個月的比例為 42.6%，≦ 3 個月的比例為 33.8%，≦ 1 個月的比例為 12.3%。顯見傳統以美國癌症保險所定義的生命末期為 6 個月以內，放在腎臟病人的生命末期狀況，在國內腎臟醫學界的看法仍有分歧。

除此之外，對於慢性腎臟病人的短期存活評估，實務上可以參考美國腎臟醫學會建議的「血液透析短期預後評估公式」來評估 6 至 15 個月的存活期，也可以評估病人是否有衰弱症狀態。若病人已是呼吸器依賴合併透析，可以使用「台灣呼吸器使用決策資訊網」的存活預估公式（網址為 http://mvp.nhri.org.tw），來評估 180 天的拔管機會與存活機會，也要和病人與家屬召開家庭會議，做完整的治療計畫安排，將安寧緩和療護列為治療選項之一。筆者建議和病人與家屬會談時，可以表達團隊立場一定盡心給予病人常規醫療，並且支持他緩解痛苦，甚至是預防受苦。

慢性腎臟病暨末期腎病病患的短期存活評估

建議內容

1. 慢性腎臟病人的短期預後評估，可以使用「血液透析短期預後評估公式」來評估 6 至 15 個月的存活期，也可以評估病人是否有衰弱症狀態，但應該同時客觀評估病人的臨床指標與尊重病人的意願，以提供醫病共享決策的參考。
2. 呼吸器依賴透析病人的預後評估，可以使用「台灣呼吸器使用決策資訊網」來評估 180 天的拔管機會與存活機會，也要和病人與家屬召開家庭會議，做完整的治療計畫安排，將緩和醫療列為治療選項之一。
3. 70 歲以上的 CKD 病人，接受保守性治療的一年存活率與透析治療相當，因此對於病人是否接受透析，應該進行「醫病共享決策」討論透析的利弊得失。
4. 70 歲以上的 CKD 病人，在慢性透析開始三個月後，僅三分之一可以維持日常生活功能。在透析一年之後，僅七分之一可以維持日常生活功能。

資料來源：《生命末期腎臟病人安寧緩和醫療評估指引》，國立臺灣大學醫學院附設醫院（2016 年）

選擇兼顧病人及家屬的醫療方式

對於生命末期腎臟病人的主要照顧者，因壓力及工作勞累，生活品質下降，有相當多人會出現憂鬱的症狀。尤其當所照顧的病人族群是高齡且有冠心病、重度中風或呼吸系統疾病時，照顧者和病人的生活品質都會急速下降。因此對於這些病人的臨床處置，可以權衡生活品質和延長生命的比重，採取緩和透析治療或是不透析內科治療，都

是合適的抉擇。

　　本案例是 75 歲失智腹膜透析病人，已符合生命末期腎臟病人的條件，可以嘗試採用輔助式腹膜透析來進行緩和透析。

非透析內科治療的內涵

建議內容
1. 老年末期腎臟病人接受透析治療有多重共病時，尤其是有冠心病、重度中風或呼吸系統疾病時，生活品質會急速下降。
2. 末期腎臟病人接受透析治療，因餘命延長會提高住院的機率，及身體功能逐漸衰退。
3. 生命末期腎臟病人的照顧者，因壓力及工作勞累，生活品質下降，有相當多人會出現憂鬱的症狀。
4. 末期腎臟病人接受透析與否，兩族群之間有約略相當不適症狀發生的盛行率。

緩和透析治療的適用條件

建議內容
1. 生命末期腎臟病人應考慮緩和透析治療（palliative dialysis），避免延長痛苦。
2. 對於已經接受腹膜透析的生命末期腎臟病人（例如高齡、衰弱且臥床的病人），可以嘗試採用輔助式腹膜透析（assisted peritoneal dialysis）來進行緩和透析。
3. 生命末期腎臟病人可施行限時透析治療嘗試（time-limited trials of dialysis），做為是否繼續進行透析治療之決策參考。

資料來源：《生命末期腎臟病人安寧緩和醫療評估指引》，國立臺灣大學醫學院附設醫院（2016 年）

圖表 5-5-1　緩和透析的進行方式

緩和透析—HD 方式	緩和透析—PD 方式
臨床適應症與執行目的	生命末期腎臟病人以舒適照顧為主軸，改善不適症狀為重點，不以足量透析為要求。	
執行重點	1.目前健保無明確規範。 2.要了解病人屬性，如順應性不佳的病人不遵照透析醫囑理由，區分兩者的差別主要以病人是否為生命末期狀態為判斷原則，非生命末期病人仍應當以傳統透析的標準來要求。 3.每週評估病人狀況，住院中病人與安寧共照團隊合作評估病人體液狀況、不適症狀（例如喘、水腫、瘙癢、意識混亂等）。	
執行方式	透析機器可以調整單純脫水，單純透析（洗毒素）或兩者兼具。 以台灣的實務狀況，建議由搭配醫院的安寧共照團隊或是社區安寧療護團隊來控制病人不適症狀。 2018 年開始衛福部推動分級醫療雙主治醫師制度，讓病人在住院和門診醫療有兩位主治醫師團隊來關心，這是台灣的高價值醫療典範之一：腎臟病全人整合性療護。	輔助性腹膜透析治療 對象：高齡及臥床的病人，由家人或是外傭進行。 方式：輔助性持續性非臥床腹膜透析、使用機器的輔助性自動腹膜透析 歐洲國家搭配保險給付，可以申請社區照護護士或是英國的照護助理在家中或照護機構協助。 英國報告：對於 60 歲以上病人進行輔助性腹膜透析，與血透病人相比較，兩者生活品質相當。

資料來源：蔡宏斌整理

召開緩和醫療家庭會議

　　筆者曾向健保署建議，放寬緩和醫療家庭會議的執行場所，可以考慮在血液透析診所或是腹膜透析中心的討論室中，給予緩和醫療家庭諮詢費的給付。除此之外，醫療團隊必須全觀的綜合說明維持生命治療或緩和醫療的利弊得失，避免加重家屬的憂鬱及創傷後壓力症候群的症狀。

緩和醫療家庭會議的執行

為建議內容

1. 召開家庭會議，應兼顧會議架構、諮商技巧、表達各自立場，進行情感交流，並由醫師說明同步緩和療護模式，讓醫病家屬三方面都能了解治療計畫，達到醫病共享決策的目的。
2. 對於腎臟科醫護人員的家庭會議諮商技巧訓練，可採用 SPIKES（對照 P.229）技巧來進行結構性家庭會議，分析是否需要透析的利弊得失。
3. 在加護病房內對重大慢性疾病（chronic critical illness）的病人家屬進行家庭會議時，應該全觀地綜合說明維生治療或緩和醫療的利弊得失，避免加重家屬的憂鬱及創傷後壓力症候群的症狀。

資料來源：《生命末期腎臟病人安寧緩和醫療評估指引》，國立臺灣大學醫學院附設醫院（2016 年）

家屬的撫慰也是重點

　　臨床上我們特別重視病患家屬的哀傷撫慰，因為預期

性死亡通常會比非預期性死亡更容易調適，喪親者較能以平靜的態度接受事件。建議對於終止透析病人的預期性哀傷撫慰，應把握在終止透析後的兩周內，及早辨識高危險哀傷家屬，並進行哀傷初步評估，避免他們陷入複雜性哀傷的情境中，並提供適當的撫慰措施。對於末期腎臟病人有使用抗憂鬱藥物來減輕憂鬱症狀時，則是需要更深入評估病人的心理靈性及社會文化方面的照護需求，並進行定期監測。

　　基層透析診所通常無法聘請個別社工師或臨床心理師，來給予病人一對一的諮商，筆者建議衛福部指導成立跨院腎友安寧緩和支持團體，並提供經費支援專業人員（例如護理、社工、心理師）。

接受安寧緩和醫療病患家屬的哀傷撫慰

建議內容

1. 預期性死亡通常會比非預期性死亡更容易調適，喪親者較能以平靜的態度接受事件。
2. 未預期的死亡形式，通常沒有任何預警與徵兆可讓喪親者預先做好心理準備，所引發之失落悲傷情緒最強烈。
3. 對於終止透析病人的預期性哀傷撫慰，應把握在終止透析後的兩周內，及早辨識高危險哀傷家屬，並進行哀傷初步評估，避免他們陷入複雜性哀傷的情境中，並提供適當的撫慰措施。
4. 對於家屬出現複雜性哀傷徵兆時，應轉介給專業人員（例如精神科醫師、臨床心理師）提供進一步的諮商。

心理、靈性及社會文化照護

建議內容

1. 當末期腎臟病人有使用抗憂鬱藥物來減輕憂鬱症狀時，須再更深入評估病人的心理靈性及社會文化方面的照護需求，並進行定期監測。
2. 腎臟專科人員首先須與末期腎臟病人或家屬建立信任關係，並運用同理心回應與陪伴病人，做為提供末期腎臟病人心理、靈性及社會文化面向之非藥物照護基礎。
3. 從病人的角度了解末期腎臟病人的靈性需求，並把握靈性照護重點，適時與適度回應病人的靈性需求。

資料來源：《生命末期腎臟病人安寧緩和醫療評估指引》，國立臺灣大學醫學院附設醫院（2016 年）

　　我們樂見國家政策重視病人自主善終權利，並逐步推廣本土腎病支持療護的模式，大家因應這樣的時代變化，可以思考對於有安寧緩和醫療需求的生命末期腎臟病人，進行多團隊合作，發揮全人照護的理念，在當今健保制度下，這是跨界合作的開始，也是展現腎臟科專業價值新時代的開始！

結語

活在當下，寫給最後的我們

筆者從事安寧緩和療護的工作，已經進入第十五個年頭，一直以尼采的兩句話做為挫折困難時的自我勉勵：「人要活得精彩，死得其時！」柯文哲市長在 TED-Talk 生死的智慧演講時說過：「面對挫折打擊不是最困難的，最困難的是面對各種挫折打擊，仍沒有失去對人世的熱情。」回顧台灣的安寧療護推動，由個人癌末擴展到非癌生命末期，由醫院病房到導入社區之中，從出生到死亡的人生過程，提供一系列的生命關懷服務，逐漸發展到「慈悲關懷社區」。要達到這樣的目標，可以善用本土大數據分析，預估國人的生命存活期，再提升國人的生命識能，結合各界資源，避免病人受苦，達到人人享有善終的理想。

善用大數據預估重症存活期

台灣目前有一個立基於健保署大數據的互動式視覺化查詢系統，就是國家衛生研究院在 2016 年建構的「台灣呼

吸器使用決策資訊網」。這個網站的設立目標，是協助社會大眾在面臨「嚴重呼吸衰竭狀況的病危或羸弱之際，是否應該開始啟用或者繼續使用侵入性呼吸器」的困難選擇情境時，能夠有較多的可靠參考資訊，並因而能有較好的相關規劃與選擇。

這個資訊系統顯示不同性別、年齡與器官衰竭之病人，使用侵入性呼吸器兩天之後的長期預後演變，資料內容反映維生科技使用時間之動態變化的影響，有助於醫護人員在疾病進展不同時間點與病人及其家屬進行醫病溝通。資訊系統並特別分析落入長久昏迷之老年末期腎病病人，在長期使用呼吸器後的長期存活狀態。這些資訊除了反映存活機會，也顯示存活的狀態，例如未來可以不用呼吸器活著嗎？未來會持續昏迷而且一直需要透析與使用呼吸器嗎？這些存活情境的相關資訊有助於思考適切的醫療目標。

台灣從 2000 年《安寧緩和醫療條例》立法，到 2016 年通過《病人自主權利法》，急診病人簽署不施行心肺復甦術意願書的比例逐漸上升，但是透析病人的簽署比例仍是很低，顯示台灣在提升透析病人自主善終意願表達，以及預立醫療照護諮商推動這些方面，仍有很大的進步空間。

國家衛生研究院這個網站所提供的資料，即可做為促進透析病人預立醫療照護諮商，達成醫病共享決策的基礎工具之一。

醫界持續討論，找出情理法共識

在書中的大部分章節，鼓勵讀者及早思考人生最後一哩路要如何安排，對於自身的權益要盡早自己決定。也介紹醫界如何與政府合作推動修法，讓更多促進醫療品質的法規得以實現。醫界從未間斷地透過各種會議與討論，去找出最合乎倫理與法律並且兼顧病人權益的共識。

以筆者參與健保署 2018 年 8 月 15 日召開的全國健保醫療給付費用「門診透析預算研商議事會議」為例，會議中有委員對於安養中心讓已經無意識的病人接受透析治療提出疑慮，例如為什麼這類病人還在洗腎？對於無意識的明確定義是否已有共識？有無指標可以參考？80 歲以上在安養中心的病患是否仍需要接受透析治療？應該設定幾次才是可接受的治療？

在此也把當時針對爭議的回覆內容附上：

對於安養中心的無意識病人，在臨床上是許多種病人

族群的集合，這類病人可能屬於《病主法》所定義的不可逆昏迷狀態、永久植物人或是極重度失智者。依照《安寧緩和醫療條例》，這些病人尚不能被判定為生命末期，因此罹患尿毒症給予透析治療，符合當時的醫療常規。若病人在意識清醒時已先簽署「預立醫療決定」，表明在腎臟衰竭時不接受透析治療，醫療團隊根據病人意願，可以提供緩和療護，讓病人得到更好的症狀控制與舒適照顧。

　　無意識狀態的定義，在國內各醫學專業團體的看法仍有歧異，由神經內科、神經外科及復健科的角度來看，格拉斯哥昏迷指數（Glasgow Coma Scale）是在住院中疾病急性期的判斷指標，使用上仍有限制，包含眼球周圍腫脹、眼瞼外傷，插上氣管內管和失語症、閉鎖症候群（Lock-in syndrome）、植物人狀態，及使用鎮靜劑與神經肌肉阻斷劑時。若以急性後期照護和長期照顧的專業立場來講，此時的無意識狀態，會偏向評估病人是否為重度失智或已經是植物人。植物人的判定有其醫學上的定義，例如持續植物人狀態（Persistent vegetative state）是指病人已經持續一個月以上；永久植物人狀態（Permanent vegetative state）是指腦部外傷一年後，因為缺氧等因素導致腦受損六個月後仍無任何知覺跡象，康復的機會幾乎

為零。最低意識狀態是指狀似植物人，卻有時出現意識徵兆，例如眼睛有追蹤物體或人的移動、朝物伸手、對指令或周遭環境做出細微反應等。

目前對於無意識判定的指標，在醫院接受急性醫療病人，以格拉斯哥昏迷指數小於 8 分稱為重度昏迷。對於《病主法》所稱的「極重度失智病人」，要根據臨床失智評估量表（Clinical dementia rating, CDR）達 3 分以上（CDR≥3），或是功能性評估量表（Functional assessment staging test, FAST ）達 7 分以上（FAST≥7）。

80 歲以上在安養中心的末期腎臟病人，要開始接受透析治療前，醫療團隊應該評估病人是否屬於失能臥床，或是衰弱症狀態。在《新英格蘭醫學雜誌》發表的文獻指出，這類病人可以考慮緩和療護或是不透析內科治療，不一定都要進行透析治療。若是這類病人不是處於衰弱症狀態，給予緩和透析也是符合醫學倫理的治療方式，可以配套給予病人至少每周兩次的透析治療，根據病況逐步調整透析劑量。

根據《憲法》第 157 條，和《憲法增修條文》第 10 條第 5 項及第 8 項規定，由國家來推行全民健康保險。如果有醫療同仁認為「80 歲以上在安養中心的病患仍需要接

受透析治療」有不妥適之處，應依照司法院大法官於釋字第 485 號解釋，敦請立法院召開公聽會，對於健保所提供的醫療服務設定限制範圍，並廣納各界意見，最後制定法律，讓政府機關依法行政，不宜由醫師專業團體來單方面決定，以免有違背醫學倫理與違憲之虞。

面對醫療情境的複雜性，上述例子為一種溝通的樣態，提出問題與見解，並透過不斷的修正，最終找出最合宜的規範。

提升全民死亡識能，減少憾事

我們還是要強調，「有品質的好活」，只靠醫界努力是不夠的，提升全民的「生命識能」才是成功的關鍵。一個人面對生命的態度稱為生命識能，包含了健康識能（Health Literacy）與死亡識能（Death Literacy），可說是一種在生命歷程自始至終持續具備的能力，即個人在面對生死議題時所具有的人生智慧。因為健保制度的發達，台灣人對於「自己的健康要自己負責」的健康識能其實不高，最近統計顯示，國人有近三成的健康識能不足，當健康識能不足時，會把保健的責任推到別人身上、無法正確服藥、理解

藥物標籤能力薄弱、流感預防接種率較低、癌症篩檢使用率低，連住院和急診率都相對提高，在未來確定走向超高齡社會的新時代中，面對死亡的態度也會模糊不清。在《病主法》施行之後，必須提升全民的死亡識能，讓善終須自己提早準備的觀念廣為周知，尤為要緊。

死亡識能的概念延伸自健康識能，根據世界衛生組織所出版之《健康促進辭典》（Health Promotion Glossary），其中健康識能詞條寫道：「健康識能是一種認知和社交技能，個人為了要促進和維持自身或社群健康，去獲得、理解和使用與健康相關訊息的動機和能力。」一般民眾自我照護的能力，與健康識能的高低程度有關，健康識能不僅止是能閱讀衛教小手冊、生病時能替自己掛號，更強調能取得並且可以有效使用醫療資訊的能力。健康識能重視的是「賦能（Empowerment）」的概念，具有高度健康識能的人，會透過改變個人生活方式和生活條件等行動，來改善個人和社區健康。

死亡識能則為個人對於末期和瀕死照護相關資訊，獲取、理解及使用的知識和能力（如圖表結-1）。死亡識能是一種對於生命終止做好相關計畫的 know-how，需要相關經驗累積與建構。根據澳洲過往研究發現，居家瀕死病人

的照顧者，會在照護病人的同時逐漸學習並累積照護的知識和技巧，一步步學習如何能照護病人在家往生。而這些照護經驗及死亡識能的累積，也會逐漸轉化成照護者未來再度面對臨終照護時的照護能量。死亡識能可以更進一步延伸為，人們在陪伴及照顧瀕死者、學習生死議題的人生智慧。具有高度死亡識能的人，能夠將這些人生智慧付諸行動，實際提供臨終照護的能量。

對於全人醫療的深切期許

　　台灣預計在 2025 年成為高齡化最快速的國家之一，面對即將到來的龐大高齡化人口，以及逐年攀升的慢性病與多重共病症之人口，各層級的政府單位和醫療相關單位正全力投入並積極尋求解決之道，以因應沉重的照護負擔。推廣並支持「以病人為中心」及「整合型安寧療護」，做為整體醫療照護體系中的核心要素，可能是一個可以努力的方向。

　　在本書的最後，想要援引臺北市立聯合醫院在 2016 國際安寧療護居家全人照護研討會訂定的「預防受苦台北宣言」，這是一份廣納所有重症病患的「P4 安寧療護」之台北

圖表結 -1　死亡識能與健康識能比較

死亡識能 （Death Literacy）	異同點	健康識能 （Health Literacy）
一種執行的智慧，代表獲取、理解及使用「末期和瀕死照護」相關資訊時的知識及能力。	定義	一種認知和社會技巧，是個人為了「促進和維持健康」進而做健康相關決策時，所具備來獲取、理解、表達及使用健康相關資訊的動機和能力。
包含知識、技能、經驗式學習和社會行動等四大面向，強調經驗的累積。	內涵	由低到高分為功能性、互動性和批判性三個層次，強調賦能（Empowerment）。
應用在臨終照護，推廣在宅善終的高價值照護，進一步推動健康促進為導向的緩和照護。	應用範圍	就醫行為及健康促進行為上，在慢性病照護及醫病溝通最廣為應用。
醫病雙方，包括醫療團隊、病人、家屬、照顧者及整體社區。	對象	普羅大眾，不過較強調病人方。
生死教育，主要靠經驗式的學習，身體力行照顧經驗，也透過交流及社會行動獲得，醫療團隊強調走入社區、在宅照護來獲得。	如何獲得	健康教育，強調賦能的概念，同時透過健康服務使用及健康行為參與獲得。
發展中。	評估工具	已發展多種工具，包括中文健康識能評估表及 REALM（註）等。
追求「善終」及「生死兩相安」。	重要性	每個人追求「健康」之必要。

備　　註：Rapid estimate of adult literacy in medicine（REALM）為國際上較廣泛使用於評估健康識能的量表，主要是設計來評估病人對於醫學相關名詞的理解程度。該測驗有 125 個深入淺出的醫療用詞以供評量。
資料來源：黃喬煜、徐愫萱、孫文榮、李易翰、翁瑞萱、吳孟嬪、施至遠、黃勝堅。〈提升「死亡識能」—推廣在宅善終的高價值照護〉。《北市醫學雜誌》14（3）：269-278，2017 年。

宣言。宣言指出，不論病人的年齡或疾病種類，要依照四項安寧療護原則來提供全人照護，希望能在安寧整合療護系統中融入四項原則：

1. Personalized（個人化）：以病人及病人家屬為中心的照護方式，為重症患者及其家屬量身訂立完善與適合的照護計畫。安寧療護即是個人化醫療的最終型態。

2. Participatory（參與性）：與病人、病人家屬、醫療人員、志工及其他領域專業人員攜手，創造一個密切互動的合作關係，以促進醫病共享決策、高品質、以病患為中心之照護，並互相尊重和關懷。

3. Predictive（預測性）：及早預測及確認病人及其家屬之需求，準確診斷病人的病情及預測可能發生之結果，並辨識病人及其家屬可能需要面對的各種潛在問題。

4. Preventive（預防性）：以互相尊重、珍惜及修補生命裂痕做為基礎，運用整合型的高品質社區／居家照護模式，讓病人及其家屬可預防受苦。

台北市聯醫黃勝堅總院長曾說：「每一個醫護人員都有預防病人受苦的責任。」因此減少病人的無益醫療，應是當代醫者要放在心中的行醫準則。筆者認為，理想的法律規範，要能拉近病人與家屬期待和醫療團隊能力之間的距

離，並且對於預防受苦責無旁貸。

我們的醫療保健機構應逐步調整，朝向上述目標來推動，除了照顧病人需求之外，對於病人家屬及投身重症病患照護的臨床醫療人員，給予持續性的支持與關懷，避免其身心靈的疲乏與耗損，才能確保整個照顧環節的延續性，與提供最優質的醫療照護。

最近閱讀《讓日子多一點生命——安寧病房的美味大廚》，有一段話深得我心：「我們無法替生命多增添一些日子，卻可以替日子增添一些生命。」在自利利他的醫者使命感推動下，我們整合醫學的團隊會繼續在崗位上努力，讓台灣百姓都能好活與安老，成為圓滿人生的生命識能大國！

參考文獻與網站

第一章

- 孫效智：《最美的姿態說再見：病人自主權利法的內涵與實踐》；台北市，天下雜誌，2019 年。

第二章第一節

- 《醫療法》，2017 年。
- 《醫師法》，2018 年。
- 《安寧緩和醫療條例》，2013 年。
- 《安寧緩和醫療條例施行細則》，2015 年。
- 《病人自主權利法》，2019 年。
- 《病人自主權利法施行細則》，2018 年。

第二章第二節

- 蔡宏斌、陳端容：《2011 腎臟健康論壇之共識與建言》第拾章：終止透析或不予透析；竹南，國家衛生研究院，2011 年。
- 陳端容：《針對慢性腎病併急性惡化或多重器官衰竭之病人接受緊急血液透析治療後脫離與退出長期透析治療之因素探討（質性研究）》；2010 年。
- 陳端容：《腎臟哪裡出問題？長輩病情實在太嚴重了，到底要不要洗下去》台北市，晨星出版，2013 年。
- 邱銘章、湯麗玉：《失智症照護指南》；台北市，原水文化，2012 年。
- 陳秀丹：《向殘酷的仁慈說再見：一位加護病房醫師的善終宣言》；台北市，三采文化，2010 年。
- 《熟年誌》如何說再見──教你生命歸零的勇氣，2013 年 3 月號。
- 《圓滿人生──預立醫療自主計畫手冊》，花蓮慈濟醫學中心心蓮病房，2010 年 10 月。
- 紐約聯合醫院基金會（United Hospital Fund）：《預立醫療指示：家庭照護者指南》，2010 年。
- 蔡宏斌：《好命到終老》，台北市，貓頭鷹，2014 年。

第二章第三節

- 謝長宏、許輔、洪愷伶：《謝博生教授追思會紀念專輯》；台北市，金名圖書，2018 年。

第三章第一節
- 《生命末期腎臟病人安寧緩和醫療評估指引》7.5 兒童腎病安寧緩和療護;台北市,台大醫院,2016 年。
- 《生命末期腎臟病人安寧緩和醫療評估指引》7.2 社區與居家安寧療護實務;台北市,台大醫院,2016 年。

第三章第二節
- 《民法》,2019 年。
- 《保險法》,2018 年。
- 法務部公告:立法院三讀通過民法意定監護修正草案:自己的監護人自己選

第四章第一節
- 財團法人器官捐贈移植登錄中心:https://torsc.eoffering.org.tw
- 《人體器官移植條例》,2015 年。
- 《人體器官移植條例施行細則》,2003 年。
- 《人體器官移植分配及管理辦法》,2018 年。
- 《死後器官捐贈者基準》,2019 年。
- 蔡宏斌:《醫療機構實施安寧緩和醫療作業案例集第二集》陳老師的大愛故事;台北市,衛生福利部,2016 年。

第四章第三節
- 《殯葬管理條例》
- 《殯葬管理條例施行細則》
- 內政部全國殯葬資訊入口網:http://mort.moi.gov.tw/
- 臺灣殯葬資訊網:http://www.funeralinformation.com.tw/index.php

第五章第一節
- 全民健康保險安寧共同照護試辦方案(附表):2015,http://www.nhi.gov.tw/Resource/webdata/18519_2_%E5%AE%89%E5%AF%A7%E5%85%B1%E7%85%A7%E8%A8%88%E7%95%AB%E6%9B%B8.pdf
- 蔡宏斌、姜義村:《2014 腎病緩和與善終評估工作坊講義》如何與生命末期病患與家屬有效溝通──體驗學習的臨床實務運用;台北市,台大醫院,2014 年。
- 台大醫院臨床倫理委員會:《啟動生命末期照護醫院徵詢之建議──成人版》;台北市,臺大醫院,2016 年。

- 蔡宏斌、黃政文：《台灣基層透析協會 105 年度會員大會暨學術演講年刊》腎病支持療護實務介紹；2016 年。
- 何宗憲、王晴瑩、吳舜文：《突破醫療溝通困境：醫護人員必修的一堂課》；新北市，合記，2019 年。

第五章第二節
- 台灣胸腔暨重症加護醫學會網站：https://www.tspccm.org.tw/media/3888
- 蔡宏斌、王英偉、陳呈旭、黃政文、陳世宜、洪培豪、方震中、陳麗光：《台灣慢性腎臟病臨床診療指引》第二十章慢性腎臟病的保守性治療（包含緩和醫療）；竹南，國家衛生研究院，2015 年。

第五章第三節
- 衛生福利部醫病共享決策平台：https://sdm.patientsafety.mohw.gov.tw/
- 大林慈濟醫院醫病共享決策平台：http://dl.tzuchi.com.tw/sdm/node/84

第五章第四節
- 《生命末期腎臟病人安寧緩和醫療評估指引》7.4 接受安寧緩和療護病患家屬的哀傷撫慰；台北市，台大醫院，2016 年。

第五章第五節
- 《生命末期腎臟病人安寧緩和醫療評估指引》2.3 腎臟病人的短期存活評估；台北市，台大醫院，2016 年。
- 黃喬煜、徐愫萱、孫文榮、李易翰、翁瑞萱、吳孟嬪、施至遠、黃勝堅：〈提升「死亡識能」——推廣在宅善終的高價值照護〉。《北市醫學雜誌》14（3）：269-278，2017 年。
- 2016 預防受苦台北宣言。臺北市立聯合醫院 2016 國際安寧療護居家全人照護研討會 https://tpech.gov.taipei/Content_List.aspx?n=E0A811B3C374B55A
- 蔡宏斌：《107 年度臺灣基層透析協會會員大會暨學術演講年刊》安養中心高齡無意識老人持續門診透析的健保給付政策爭議評析；2018 年。
- 蔡宏斌、鄭集鴻、蔡敦仁：《106 年度台灣基層透析協會會員大會暨學術演講年刊》病人自主權利法於末期腎臟病照護之影響——全人照護觀點的交流，2017 年。

結語
- 蔡宏斌：《醫院整合醫學》第一章第六節：腎臟安寧緩和整合照護；台北市，

台大醫學院，2015 年。

- 蔡宏斌、王英偉、陳呈旭、黃政文、陳世宜、洪培豪、方震中、陳麗光：《台灣慢性腎臟病臨床診療指引》第二十章慢性腎臟病的保守性治療（包含緩和醫療）；竹南，國家衛生研究院，2015 年。
- 蔡宏斌：《探討台灣腎臟專科醫師推動腎病緩和療護之知識、態度與障礙》；台北市，台灣大學公共衛生學院健康政策與管理研究所博士論文，2018 年。

好活與安老——從病人自主權到安寧緩和,「全人善終」完全指南。

A Beginner's Guide to Master Reflection on Lifetime Journey:
Chinese Blessing of Living and Ageing Well

作者 / 蔡宏斌 Hung-Bin Tsai
協力撰稿 / 余文君(第一章)
總編輯 / 李復民
責任編輯 / 陳瑤蓉
美術編輯 / 米栗點鋪、陳香郿
文稿校對 / 呂佳真
專案企劃 / 盤惟心

出版 / 遠足文化事業股份有限公司　(發光體文化)
發行 / 遠足文化事業股份有限公司
地址 / 23141 新北市新店區民權路 108 之 1 號 9 樓
電話 / 02-2218-1417
傳真 / 02-8667-1065
電子信箱 / service@bookrep.com.tw
網址 / www.bookrep.com.tw
郵撥帳號 / 19504465 遠足文化事業股份有限公司

讀書共和國出版集團

社長 / 郭重興
發行人兼出版總監 / 曾大福

業務平台
總經理 / 李雪麗　　　　　　副總經理 / 李復民
海外業務協理 / 張鑫峰　　　特販業務協理 / 陳綺瑩
實體業務經理 / 林詩富　　　專案企劃經理 / 蔡孟庭
印務經理 / 黃禮賢　　　　　印務主任 / 李孟儒

法律顧問 / 華洋法律事務所 蘇文生律師
印製 / 成陽印刷股份有限公司

2020 年 2 月 26 日初版一刷　定價:360 元
ISBN:9789869867115　　書號:2IGE0001
著作權所有 · 侵害必究
團體訂購請洽業務部(02)2218-1417 分機 1132、1520
讀書共和國網路書店 www.bookrep.com.tw

特別聲明:
1. 有關本書中的言論內容,不代表本公司 / 出版集團的立場及意見,由作者自行承擔文責。
2. 本書若有印刷瑕疵,敬請寄回本公司調換。

國家圖書館出版品預行編目（CIP）資料

好活與安老：從病人自主權到安寧緩和，「全
人善終」完全指南 / 蔡宏斌作 . -- 初版 . -- 新
北市：發光體文化：遠足文化發行，
2020.02
288 面 ;14.8x21 公分

ISBN 978-986-98671-1-5(平裝)
1. 安寧照護 2. 緩和醫療照護 3. 生命終期照護

419.825   109000006